和田秀樹

ぼけの壁

GS
幻冬舎新書
677

「ぼけ――脳の老化」から、人生の質を守るために
――まえがきにかえて

長年、高齢者の精神医療にたずさわってきましたが、正直申し上げて、ここまで増えるとは思いませんでした。わが国の認知症患者の数が、ついに１０００万人の「大台」に乗ろうとしているのです。

厚生労働省の、認知症患者数の推移予測によると、団塊の世代が全員75歳以上になる**２０２５年、認知症患者は、７３０万人になる**と予測されています。そして、これに、ＭＣＩと呼ばれる軽度の認知障害を含めると、１０００万人の大台を超えることが、ほぼ確実となったのです。なお、ＭＣＩの60％は、３年以内に

認知症を発症するとされています。

さらに、認知症とともに、高齢者の「脳」の大敵である「老人性うつ」傾向の人は、抑うつ気分の人も含めると、３００万人はいると、私はみています。高齢者の人数は３６４０万人（２０２１年）ですから、高齢者の脳は、かなりの確率で、これらの二つの病気のいずれか、あるいは双方に見舞われることになるのです。

私は、70歳以降の「人生の質」は、この二つの脳の病をどう防ぎ、どう乗り切るかにかかっているとみています。この二つの病を防いで、「脳の健康」を保つことが、「80歳の壁」を乗り越えるための核心部分といっていいと思います。

これら二つの病気のうち、「認知症」は、残念ながら、現代の医学では、完全には予防することや治療ができません。ただし、こうすれば「ある程度、予防できる」、あるいは「進行を遅らせることができる」という方法は、かなりわかってきています。

一方、「老人性うつ」は比較的対処しやすい病です。今の医療、またはその知見にもとづく生活習慣の改善などによって、かなりのところまで、予防と治療が可能になっています。

さらに、そうした「病名」はつかなくても、高齢者の脳は、**日々萎縮し、衰えていきます**が、そうした加齢による衰えも、ライフスタイルの改善によって、進行を食い止めることができます。脳は、人間の臓器のなかでも、頑強な部類に入ります。日々ちゃんと使ってメンテナンスをしていれば、そう簡単には衰えないのです。

ここでひとつ、声を大にして申し上げておきます。脳の老化の最良の予防薬となるのは、「生きたいように、楽しく生きる」ことです。そうすることが、認知症やボケの進行を遅らせることは、疫学的にはっきりわかっています。

残りの人生に「今日よりも若い日」はありません。老いたから何もしないのではなく、今できることをする、始める、楽しむことが、脳寿命を延ばします。

そこで、本書では「80歳の壁」の核心部分を乗り越えるため、「認知症」と「老人性うつ」に関する知識（症状、治療法、予防法など）を紹介していきます。先に上梓《じょうし》した『80歳の壁』（幻冬舎新書）が体と頭、トータルに健康寿命を延ばす本ならば、この本は「脳」にテーマを絞って、その健康寿命を延ばす心得を紹介する本といえます。

「認知症と老人性うつの壁」、ひらたく言えば「ぼけの壁」をらくらくと乗り越えて、最期のときまで、**幸せで明るい老後を過ごす**ため、本書をお役立ていただければ幸いに思います。

2022年11月

和田秀樹

図版・DTP　美創
協力　構俊一

第1章　「認知症」という病気を誤解していませんか？

——もうお終いだ、という不安と恐れを消す

まずは、認知症に関する「誤解」を解きましょう

よく知られている病気でありながら、認知症ほど、誤解されている病はありません。まずは、認知症をめぐる「3つの誤解」を解くことから、この本をはじめたいと思います。

「第1の誤解」は、「認知症は、急速に進行する病気」という思い込みです。

認知症というと、「1〜2年のうちに進行して、家族の顔もわからなくなってしまう」――そんなイメージを持っている人が多いようですが、それは映画やドラマの影響でしょう。物語で認知症をテーマにすると、話をドラマティックに展開させるため、往々にしてそういうストーリー展開になるのです。

たとえば、渡辺謙さん主演の『明日の記憶』の主人公も、日本でもヒットした韓国映画の『私の頭の中の消しゴム』の主人公も、短期間に認知症の症状が進行

します。ただし、それぞれ主人公の年齢は、前者が49歳で、後者が27歳。いずれも、「若年性」の認知症をテーマにした物語なのです。

事実「若年性」の認知症の多くは進行が速いのですが、その一方、65歳以上（今では65歳でも若いので、現実には80歳以上のイメージですが）で発症する「老年性」の認知症は、ドラマのように「劇的」には進みません。若年性の認知症と、老年性の認知症では、私たち専門医からみても、別の病気と思えるほどに、進行速度が違うのです。

老年性の認知症は、**多くの場合、発症後、ゆっくりと進行**します。認知症は、個人差が大きい病であるため、まれに老年性でも進行が速い場合がありますが、平均では10年ほどの時間をかけて進み、最期のときを迎えることになります。

そもそも、大人の脳は、認知症発症のはるか前、30代には萎縮しはじめ、認知機能の低下も40代にはすでに始まっています。さらに、認知症の病因となる「悪玉タンパク質」の蓄積も、40代には開始しているとされています。

たとえば、**認知症の約60%を占めるアルツハイマー型認知症**の場合、その原因物質とされるアミロイドβというタンパク質の蓄積が、発症の20年前には始まっているケースが多いことがわかっているのです。

だから、アルツハイマー病と臨床的に診断されたのが70代でも、病理学的な発症（アミロイドβの蓄積開始）は、50代ということになるのです。そして、20年かけて、健常な状態から、軽度認知障害の状態を経て、認知症の発症へ近づいていくのです。

というわけで、老年性の認知症はひじょうに息の長い病気です。以上、述べたように、アルツハイマー型の場合で、病理学的な発症から、息をひきとるまでに30年もの時間を要するケースが多いのです。

むろん、その間、本人にも、家族にも、そして私たち医師にも、打つ手は多数あります。いまだに認知症と診断されると、「もう、人生、お終《しま》い」と思い込む人が少なくありませんが、それは大きな誤解なのです。

認知症は「暴れる病気」でも「叫ぶ病気」でもなく、「おとなしくなる病気」です

認知症に関する「第2の誤解」は、「認知症は、暴れたり、わけのわからないことを叫んだりする病気」という誤った思い込みです。むしろ、認知症は、「おとなしくなる病気」なのです。

たしかに、認知症の患者さんには、暴れたり、大声で叫んだりする人もいますが、それには、かなりの部分、他の精神疾患によって引き起こされる意識障害が含まれています。最も多いのは「せん妄」で、これは幻想や妄想が生じ、激しい言動を伴う意識障害です。私たち精神科医は、患者さんがわけのわからないことを叫びはじめたときには、まずはこの「せん妄」を疑います。

一方、単に認知症の人は通常、しだいにおとなしく、静かになっていきます。初期の場合は、そうした変化も周囲に感じさせることなく、年相応の老化のような感じで進行するので、本人も家族も、認知症とは気づかないケースが多くなるくらいです。

つまり、認知症とは、暴力的な行動や奇矯《ききょう》な言動など、何かを「する病気」ではなく、「しだいに何もしなくなる」、あるいは「できなくなる」病気なのです。

認知症というと、「徘徊《はいかい》する」というイメージを持っている人もいるでしょうが、それも大きな誤解です。「徘徊する」人は、ほんの一握りです。

私は、数千人の認知症患者さんを診《み》てきましたが、徘徊する人はせいぜい数％でした。大体精神科には、困ったタイプの認知症の患者さんが来るので、認知症全体なら１～２％でしょう。すでに、この国の認知症患者は６００万人以上にのぼっているのですから、もし徘徊が認知症の主症状なら、街中、徘徊老人で溢《あふ》れかえる状態になっていることでしょう。

そもそも、「認知症＝徘徊」というイメージが生じたのは、認知症の初期に「迷子」になる人が多いからです。

初期の頃は、運動能力に支障がないため、認知症の人も普通に出歩きます。それで、すこし遠出をしたり、夜暗くなって景色がよく見えなくなったりしたときに、帰り道がわからなくなることがあるのです。

多くの患者さんが、そんなトラブルを一度か二度は起こすことから、「認知症＝徘徊」というイメージが広まったのでしょう。

実際には、認知症の症状が進むと、おとなしくなって、外出しなくなる人のほうが多くなります。医師からみると、徘徊よりも、患者が**家に閉じこもって足腰が弱り、フレイル（虚弱）状態に陥る**ほうが、よほど懸念されるのです。

むろん、徘徊、暴言、暴力といった問題行動が起きる場合もあるのですが、それは第2章で詳しく述べるように、適切な薬物投与と患者さんに対する接し方の改善で、症状を緩和《かんわ》することができます。

認知症になっても、「何もできなくなる」わけではありません

そして、認知症に関する「第3の誤解」は、認知症になると「何もかもできなくなる」という思い込みです。

認知症は、「何もかもできなくなる」病気ではなく、少なくとも初期は一言でいうと「記憶できなくなる」病気です。初期は「記憶の入力」が難しくなり、症状が進むにつれて「長期記憶」が失われていく病気です。つまり、初期は、新しいことを覚えられなくなり、中期以降は、これまで覚えていたことを忘れていくのです。

一方、記憶力は衰えても、初期、中期の前半あたりまでは、「知能」は正常に

保たれています。この場合の「知能」とは、判断力や思考力という意味です。

そのため、「認知症」と診断されてからも、普通に暮らしていける人が少なくありません。実際、認知症患者さんには、一人暮らしを続けている人が大勢います。手慣れた家事をこなしたり、テレビやパソコンなどの機械も使い慣れたものであれば、使い続けられます。本や雑誌を読んだり、俳句をつくったりすることもできます。

挨拶や世間話もできますし、孫のお守りをさせると、認知症と診断されたおばあちゃんがいちばん上手ということもあります。

なかには、人間関係が以前よりも好転するというケースもあります。じっさい、認知症を発症してから、「性格がよくなった」といわれる人が大勢います。

たとえば、社会的地位が高く、健康な頃はいばりちらしていた人が、**認知症になると、性格が穏《おだ》やかになる**ケースがあるのです。腰が低くなって愛想もよくなり、近所の人から「最近、ご主人、気さくに声をかけてくださるのですよ」などと、奥さんがいわれたりします。

仕事も、新しい仕事を始めるのは難しくなりますが、慣れた仕事であれば、十分続けることができます。とくに、仕事の手順などに関する「手続き記憶」は、「意味記憶」（言葉やものの名前など）に比べると忘れにくいので、長年続けてきた手仕事などは、症状が相当進んでからでも続けられます。

なかには、「重職」を続けた人たちもいます。ご存じの方も多いと思いますが、米国のレーガン元大統領は、退任後、認知症であることを公表しました。退任から4年後の１９９３年、82歳のときにアルツハイマー型認知症と診断され、翌94年、国民に対してそのことを発表したのです。

周囲の話によると、大統領を2期8年務めた1期目の3年目あたりには、すでに認知症の症状が出ていたといわれます。実際その後も進行はゆるやかで、発症後10年ほど生きて天寿を全うしました。

また、英国のサッチャー元首相も、退任後、認知症であることを公表しました。こちらも、時系列からして、在任中に発症していたとみられます。

つまり、米英両国のかつてのリーダーは、ともに在任中に認知症を発症していたとみられるのです。そして、記憶力には問題が生じていたでしょうが、知能（思考力・判断力）は残存していたので、その問題が表面化することなく、一国のリーダーという重職を務められたというわけです。

くり返しますが、認知症と診断されても、「人生終わり」と絶望する必要は、まったくありません。認知症と診断されてからでも、普通の生活を送っている人は、いくらでもいるのです。

困った症状は薬でおさえることができますし、**介護保険を使って受けられるサービス**も増えています。そうして、できることを「続ける」ことが、病気の進行をおさえ、「人生の質」を高めることにつながります。

家族など周囲も、認知症の患者さんから、「できること」を奪わないことです。経験でつちかった能力や技術は、認知症になっても、しっかり覚えていることが多いのです。認知症患者の脳と体に残る能力や技術を侮《あなど》ることなく、**できることを一日でも長く維持できるようにサポート**していきたいものです。

「認知症」は完治はできません。しかし、発症を遅らせることはできます

では、現在の医療は、認知症をどの程度、治療できるのか——。残念ながら、今の医療水準では、認知症を根本的に治療することはできません。

ここで、あらためて、認知症の「定義」を確認しておきます。

医学用語辞典風にいうと、認知症とは「脳の損傷によって、それまで獲得された知的能力が低下した状態の総称」ということになります。

つまり、認知症は「状態の総称」であり、「病名」ではないのです。アルツハイマー病やレビー小体型認知症（これらは病名）などの１００以上の病気によって、引き起こされる「症状」の総称が認知症なのです。

実際的に、臨床医が診察するときには、患者に「記憶障害」と「判断の障害」が認められ、「社会生活に支障」を来たしていると認められたときに、認知症と診断します。つまり、「認知機能」が低下し、生活に支障の出ている状態を認知症と診断します。

そうした困った「状態」は、アルツハイマー病などの病気を原因とする脳の「変性」によって引き起こされるのですが、今の医学ではそうした「変性」をもとに戻すことはできないのです。

専門的にいうと、脳の変性とは、「神経細胞が減ること」「大脳が萎縮すること」「神経伝達物質が減少すること」「神経細胞内に神経原線維変化が起きること」などを指します。

これらの変性は、現代の医療では、薬を使って、多少遅らせることはできるものの、根本的に食い止めたり、もとの健常な状態に戻すことはできないのです。

そのため、認知症の完治は難しいのですが、進行を遅らせることはできます。薬も多少は役に立ちますが、それ以上に大切なのは、「できることをやめないこと」です。とりわけ、初期の間は、それまでと変わらない生活を送ることが、認知症の進行に歯止めをかけます。中期以降も「できること」を続けることで、病気の進行が穏やかになります。

また、軽度認知障害（ＭＣＩ）の間なら、「食事」「運動」「生活習慣の改善」の三本柱で、認知症の本格的な発症を食い止められることが、世界中でのさまざまな研究・調査から明らかになってきています。

なお、軽度認知障害は、もの忘れが目立つようになっているものの、まだ生活には支障は出ていないので、認知症とは診断されないグレーゾーンを指します。軽度認知障害の人のうち、1年後には10〜15％、5年後には半数の人が認知症へ移行するといわれます。その一方、16〜41％の割合で、認知機能が正常に戻る人もいます。ＭＣＩの段階で、症状の進行を食い止める具体的な方法については、後ほど詳しく述べましょう。

　では、なぜ、できることを続けることで、症状の進行を遅らせられるのか——。そのメカニズムは、今の医学では、理論的な説明は難しいのですが、多数の疫学的調査と臨床的経験から専門医の間では常識的になっていることです。

　私自身は、その理由のひとつは、私たち人間がそもそも脳の機能の10％ほどしか使っていないことが関係しているとみています。認知症が進行しても、「できること」を続けていると、それまで**使っていなかった健常な神経細胞が、失われた部分を補完する**のではないかと思うのです。つまり、できることを続けることが、脳の余力を引き出し、結果的に進行を遅らせるというわけです。

だから、認知症と診断されたとき、最も避けたいのは、「もうボケたのだから、○○をやめよう」、あるいは周囲の「やめさせよう」という発想です。そうして、脳や体を使わなくなる（使わなくさせる）ことが、認知症の進行を早めてしまうのです。

もの忘れには、「いいもの忘れ」と「悪いもの忘れ」があります

さて、私が受ける相談のなかで、最も多いものは「うちの親、最近、もの忘れが増えたのですが、認知症ではないでしょうか？」という質問です。本人からも「最近、もの忘れが増えましてね。ひょっとすると……」と相談されることがあります。

そうした高齢者のもの忘れには、「良性のもの忘れ」と、「悪性のもの忘れ」が

あります。

前者の「良性のもの忘れ」は、加齢によって、しぜんに増えていくもの忘れです。その特徴は「体験の一部」を忘れることです。たとえば、昨日の夕食に何を食べたか（体験の一部）は忘れても、食べたこと自体（体験の全体）は覚えている状態です。

一方、「悪性のもの忘れ」になると、夕食に何を食べたかだけでなく、食べたことさえ忘れてしまいます。つまり、「体験の全体」を忘れてしまうのです。

また、加齢による「良性のもの忘れ」の場合は、ヒントを与えられると、すぐに思い出すことができます。昨日の夕食に関して、「お肉を食べたじゃない」といわれると、すぐにステーキだったか、焼き肉だったかも思い出すことができます。ところが、「悪性のもの忘れ」の場合は、**体験全体がすっぽりと記憶から抜け落ちる**ため、ヒントを与えられても、思い出すことができないのです。

良性のもの忘れの「症状」	悪性のもの忘れの「症状」
体験の一部を忘れる	体験したこと自体を忘れる
進行しない	進行が速い
忘れていることを自覚している	忘れていることを自覚していない
日常生活に大きな支障はない	日常生活に支障がある
時間や場所は正確に把握している	曜日や場所までわからなくなることがある
置き忘れた物があるときは、自分で探そうとする	物がなくなると、誰かに盗まれたと思い込む

また、良性のもの忘れは、古いことから記憶が薄らいでいきますが、悪性のもの忘れは、新しいことから順に忘れていきます。というよりも、新しいことを覚えられないのです。症状が悪化すると、さっき話したこと、たった今言ったことさえ、覚えられなくなります。

また、本人がもの忘れの多いことを「自覚」しているときは、ほとんどの場合、認知症ではありません。だから、本人が「最近、もの忘れが多くて……」とボヤく場合は、多くの場合、認知症ではなく、「良性のもの忘れ」です。

一方、認知症による悪性のもの忘れの場合は、「私、忘れてないわよ」「そんなこと聞いてないわよ」と、もの忘れしているという自覚がないことが多いのです。

認知症の疑いがあって、医者にかかると、どうなるか？

では、「悪性のもの忘れ」が増え、認知症を発症した疑いがあって、医者にかかったとします。すると、どのように診断され、治療されるのでしょうか。具体的に、私が問診する様子を実況中継風に紹介しながら、お話を進めましょう。

私が診察する場合、初診の際に、本人と付き添いの家族に来てもらいます。そもそも、患者の家族らが「うちのお父さん（お母さん）、ボケはじめたんじゃない？」と心配し、**本人を説得して、診察室まで連れてくる**ことが多いのです。診察前に、家族に問診票を書いてもらいます。

診察室に二人を迎え入れると、私は本人に「こんにちは、和田と申します。◯

○さんですね」と挨拶してから、問診をスタートさせます。

「今日は、どこの具合が悪くていらっしゃったんですか？」

と、たずねると、患者さんのなかには、

「いやァ、とくに悪いところはないのですが。こいつ（家族）がうるさくいうもので」のように答える人が多いものです。

本人は、自分のことを「いたって正常」「家族の言うほど、ひどいもの忘れはしていない」と思っているのが、認知症の中期以降の症状の特徴なのです。患者さんが自発的に足を運んできたときは、それだけで認知症ではなく、老人性うつなど、他の病気が疑われるくらいです。「私はいたって普通」と主張する人が多いのが認知症の特徴であり、実際、そう確信している人が少なくないのです。そういう人には、周囲がすすめても、医師にかかろうとせず、他の病気で入院したり、**高齢者施設に入ったりしてから、初めて認知症と診断される人**もいます。

私は、質問を続けます。「今年、おいくつになられましたか？」。

これは、認知症の進行程度を知るうえで、かなり重要な質問です。

ここで、私がたずねているのは、「生年月日」ではなく、「年齢」です。認知症がある程度進行している人は、この質問に「年齢」では答えられないことが多いのです。「昭和17年生まれです」と生年を答えたり、「昭和18年生まれですから、いくつになりましたかねぇ」のようにはぐらかしたりします。付き添いの人に、「おい、おれ、いくつになったかな」と聞くこともあります。

認知症の疑いが濃厚な人が、「年齢」を答えられないのは、それが毎年変化する数字だからです。

認知症がある程度進行すると、昔から刻みこまれた記憶である「生年月日」は答えられても、1年にひとつずつ増える「年齢」は答えられないことが多くなるのです。私が「生年月日」ではなく、「年齢」を聞くのは、そのためです。

「年齢」に続いて、私は、その日の「日付」や「曜日」をたずねます。これも、認知症かどうかを判断するための基本的な質問で、その日が**何月何日か、正確に答えられる人**は、おおむね認知症ではありません。一方、「毎日が日曜日みたいなもので」などと、取りつくろう人は、認知症が疑われます。

ただし、「年齢」にしても「曜日」にしても、答えられないからといって、それで認知症と診断できるわけではありません。認知症の疑いはあっても、そうは断定できないのです。もともと、そういう事柄に関心が薄い人もいるからです。

続いて、私は「今朝は何を召し上がりましたか？」「今日は（乗り物は）何でいらっしゃいましたか？」などと質問を続けます。

あるいは、「年賀状」を書いているかをどうかをたずねる場合もあります。ここ何年か、出していないようなら、「最後にお書きになったのは、いつごろですか」とたずねます。おおむね、年賀状をやめた頃が、認知症を発症した時期と重なることが多いからです。

その後、家族構成や子どもさんの居住地などを聞いていくと、記憶障害のレベルがおおむねわかってきます。

家族が本人の行動記録をとっておく

また、付き添いの人には、本人がいないところで、「気になる言動は、いつ頃からはじまりましたか？」とたずねます。症状の進行速度を知りたいからです。

これは、認知症と第3章で述べる「老人性うつ」を識別するうえで、重要な質問です。認知症はゆっくり進行しますが、老人性うつは急速に進行するため、症状の進行速度がわかれば、両者を区別できるからです。

そういうこともあって、家族の方には、本人の日頃の生活ぶりや病歴・病前性格（健常な頃の性格のこと）などについてたずねますので、日頃、気づいたことについて、簡単な記録をとっておくと、医師との話がスムーズに進みます。

以上のように、私は、認知症の診断・診察に関して、まずは「問診」を進めます。「認知症判定テスト」はあまり使いません。

臨床経験を積んでくると、問診のほうが「判定テスト」よりも、よほど当てになるからです。実際、「判定テスト」は、「認知症ではない」という診断には使えますが、「認知症だ」という診断には使えないため、近年、私はほとんど使いません。

一方、近年、医療関係者の中でも注目を集めているのが、「日常会話式認知機能評価ＣＡＮＤｙ（キャンディ）」です。これは、**会話の様子から、認知能力を評価する**方法で、これまでのテストのように、患者に「テストされている」というストレスを与えない手法です。39ページに、その評価ポイントを紹介しておきますので、参考にしてみてください。

2016年に新しく考案された、「日常会話式認知機能評価CANDy」は、日常会話から認知機能を評価するスクリーニングテストです。会話の15の特徴から、出現頻度から、認知症のレベルを評価する方法です。参考まで、そのチェックポイントを紹介しておきましょう。

- 会話中に同じことを繰り返し質問してくる
- 話している相手に対する理解があいまいである
- どのような話をしても関心を示さない
- 会話の内容に広がりがない
- 質問しても答えられず、ごまかしたり、はぐらかしたりする
- 話が続かない
- 話を早く終わらせたいような印象を受ける
- 会話の内容が漠然としていて具体性がない
- 平易な言葉に言い換えて話さないと、伝わらないことがある
- 話がまわりくどい
- 最近の時事ニュースの話題を理解していない
- 今の時間や日付、季節がわかっていない
- 先の予定がわからない
- 会話量に比べて、情報量が少ない
- 話がどんどんそれて、違う話になってしまう

問診を中心に「精神面」を診察したあとは、「身体面」の診察を行います。認知症の場合、体に聴診器を当てても、あまり意味がないので、ＭＲＩ（磁気共鳴画像）やＣＴ（Ｘ線断層撮影）を使って、脳の画像診断を行います。

画像診断では、脳梗塞《こうそく》の有無のほか、脳の萎縮、とりわけ記憶の中枢である「海馬」が萎縮していないかどうかを中心にみます。むろん、年齢以上に萎縮が進行している人ほど、認知症である可能性が高くなります。

認知症の初期ほど、迷子になりやすい

では、悪性のもの忘れから始まる認知症は、その後、どのように進行していくのでしょうか？

「初期」の人の場合、その後、認知症は、平均的にいうと10年ほどかけてじょじょに進行し、症状によって初期、中期、末期の３段階に分けられます。10年かけ

て進行する場合で、初期2年、中期3年、末期5年あたりが一つの目安になりますが、個人差はかなり大きいのが実感です。

では、認知症の症状が、どのように進行していくか、具体的にみていきましょう。まず初期では、これまで述べてきたように、記憶障害（悪性のもの忘れ）が現れます。

記憶障害は、おおむね次の2種類に分けられます。「記銘障害」（新しいことを覚えられない）と「想起障害」（過去に覚えたことを思い出せなくなる）です。

初期の認知症の場合、知能は保たれているものの、進行性の記銘障害が起きていますので、同じことを何度も聞くことが増えます。また、置き忘れやしまい忘れが目立つようになり、ものを**どこに置いたかを忘れて、探し回る**ことが増えます。

初期のなかでも、中期に近づくと、「見当識《けんとうしき》」の障害が現れる人もいます。これは、今、何時ぐらいか、自分が今どこにいるのか、といったことがわからなくなる症状です。

この症状が現れると、迷子になりやすくなります。じつは、認知症は、症状が軽い間のほうが、迷子になりやすいのです。本人は「まだ自分はそこそこできる」と思って出かけていくからです。

一方、中期になると、意外に、迷子にならずに帰ってきます。本人も、自分の調子がおかしいことには気づいているので、遠出をしなくなり、散歩に出かけても、いつもと同じ道を歩き、買い物も同じ店でするので、かえって迷子になりにくくなるのです。そもそも意欲も同時に低下するので、外出しなくなることの方が多いくらいです。

また、初期の頃、周囲が注意したいのは、この時期のほうが「金銭的な詐欺」にあいやすいことです。まだ知能レベルが保たれている分、詐欺師の持ちかけてくる「おいしい話」に反応しやすいのです。しかし、判断力のバランスは崩れているので、うまい話にひっかかってしまうのです。

これが中期以降まで症状が進むと、詐欺師の話をよく理解できなくなるので、かえって金銭トラブルを起こすことは減っていきます。

また、認知症の特徴のひとつは、生来の「性格が尖鋭《せんえい》化する」ことです。たとえば、もともと短気だった人がより怒りっぽくなったり、**もともと不安性の人がより強い不安を覚える**ようになります。倹約家が極端なケチになることもあります。

その一方で、前述したように、以前よりも「性格がよくなる」人もいます。愛想がよくなり、腰が低くなったりするのですが、これは、自分の心身の衰えを感じているからでしょう。自分が弱い存在になったという自覚症状が、防衛本能を働かせ、周囲と円滑な関係を結ぶことで、安全を確保しようとするのです。

徘徊中の交通事故は意外と少ない

発症から数年がたち、中期まで症状が進行すると、記憶障害だけでなく、知能障害が目立つようになります。

記憶だけでなく、思考力や判断力も低下しはじめるのです。それまで「覚えていたこと」が思い出せなくなるだけでなく、それまで「できていたこと」が、できなくなっていきます。

たとえば、中期の前半では、次のような症状が現れます。

・使い慣れた機械を使えなくなる
・簡単な計算もあやしくなる
・人の話を一度聞いただけではわからなくなる
・季節に合った服を選べなくなる

- 衣服の着替え方がわからなくなる
- 料理の手順がわからなくなる。味付けが変になる
- 同じ商品を重複して購入する
- 家の近所以外では迷子になる
- 日時や場所の把握や、過去と現在の区別ができない
- 失禁するようになる

ただし、認知症は、症状の出方や進み方が十人十色の病気なので、一人の患者さんに以上のような症状がすべて現れるわけではありません。

とくに、中期は個人差が大きく、**何ができて、何ができなくなるか**は、本当に人それぞれです。「日常会話さえ難しくなっているのに、料理の腕前は以前と変わらない」という人がいれば、「英語に堪能だった人が、人の顔はよくわからな

くなっているのに、英語は話せる」というようなこともあります。「生活能力」も人さまざまで、認知症が中期以上に進んでいるのに、一人暮らしができている人も大勢います。

ただし、総じていえることは、思考は断片的になって、まとまりが悪くなることです。また新しいことを覚えたり、理解したりするのは、ひじょうに難しくなります。それに伴って、社会的関心が低下していきます。

そのため、家族などの周囲の人は、このあたりで、急に「ボケが進んだ」ように感じます。そのため、この段階に至って、あわてて医者を訪ねてくる人も少なくありません。

中期も後半になると、記憶力がさらに衰え、長期記憶も怪しくなってきます。自分の生年月日や生まれた場所（故郷）を忘れる人もいます。人の顔がわからなくなりはじめ、家族は別として、久しぶりに会った人や遠い親戚の顔がわからなくなったりします。

また、「失見当識」が起きて、今、自分がいる場所、**今、何時かなどがわからなくなる**人が増えます。自宅のトイレの場所がわからなくなり、失禁の回数が多くなる人もいます。

問題行動が出て、徘徊する人も少数はいますが、意外に事故にあったり、大きなケガをする人は、ごく少数です。認知症がすすんでも、「危険か安全か」ということはわかっているのです。

私が35年間、患者さんを診てきたなかで、徘徊中に交通事故にあったり、高いところから落ちて亡くなったという人は一人もいません（土手からころび落ちた人はいます）。認知症になっても、自分の生命が危ないということはわかっているのです。

家族の顔を忘れ、やがて最期のとき

では、末期に至ると、どのような症状が出るか？　その前半と後半に分けて、お話ししましょう。

まず、前半では、身体能力がいよいよ衰え、日常生活を送るうえで、介助が必要になってきます。自分の身の回りのことが、ほとんどできなくなってくるのです。

たとえば、服を着るとき、ボタンを自分でとめられなくなる人が多くなります。入浴も、湯温や湯量を調節できなくなったりするので、手助けが必要になります。食事も介助が必要な人が増えます。

末期も後半になると、長期記憶がさらに失われていきます。夫や妻、**子どもの顔や名前を忘れていく**人が増えます。自分が結婚していたこと、あるいはしていることの記憶がなくなる人もいます。それでも、感情は残っています。末期の認知症患者さんの心理状態については、次章で詳しくお話ししましょう。

最期のときが近くなると、会話が成り立たなくなり、話しかけても反応しなくなる人が増えます。言葉によるコミュニケーションは不可能になり、表情もなくなります。

そして身体機能、運動能力が低下し、寝たきりの状態になっていきます。そして、嚥下《えんげ》機能が不全になって、それが致命的になるなどして、最期のときを迎えることになるのです。

認知症の60%を占めるアルツハイマー病とは？

さて、そうした認知症の発症原因の約60%を占めるのが「アルツハイマー病」です。「アルツハイマー病」は病名であり、それによって引き起こされる症状を「アルツハイマー型認知症」と呼びます。

この「アルツハイマー」という言葉は、もともとドイツの精神科医の名前です。1906年、A・アルツハイマーが、56歳の女性が記憶障害、行動障害などの症状を呈して亡くなった症例を報告し、そこから、この名で呼ばれることになりました。

その女性は56歳で亡くなっていますから、発症は40代、今でいう若年性のアルツハイマー病でした。それが最初の症例報告となって、アルツハイマー病が「数年のうちに、家族の顔もわからなくなってしまう病気」という印象が世界に広まったのは、不幸なことでした。

アルツハイマー病は、認知症の原因となる他の病気と同様に、発症年齢が高いほど進行が遅くなり、しぜんな老化が多少早まる程度で、進んでいきます。一方、若くして発症すると、同じ病気とは思えないほど、進行が速く、2～3年のうちに、きちんとした会話もできなくなってしまうことが多いのです。

そのアルツハイマー病の原因は、脳内にアミロイドβという「悪玉タンパク質」がたまることだとされています。その蓄積は、発症の20年以上も前から、記憶を司《つかさど》る海馬の周辺ではじまります。

アルツハイマー型認知症は、老人性の場合、前述したようにゆっくり進行します。症状は多彩ですが、症状が進むと、

1 記憶障害——とくに、新しいこと、直前のことを覚えられない
2 見当識障害——時間や場所など、基本的な認識力が失われる
3 判断力障害——状況に対する判断が衰え、対応力が失われる

といった症状が現れます。

今のところ、**アルツハイマー病を治せる薬**はありません。たとえば、「アリセプト(ドネペジル)」という薬があるのですが、できるのは「時間を稼ぐ」程度。

認知症の進行を、ある程度遅らせられる程度です。

また、２０２１年６月には、アメリカで、「アデュカヌマブ」という認知機能低下の進行を止めるという薬が承認されました。この薬はアミロイドβ抗体で、アルツハイマー病の原因とされるアミロイドβと結合して減少させ、病気の進行を食い止めるというふれこみでした。しかし、有効性の根拠は薄く、今のところ、ヨーロッパでも日本でも承認されていません。

アメリカでも、保険適用が見送られ、個人負担で年間６００万円もかかるため、アメリカでも一部の富裕層向けの贅沢《ぜいたく》薬になっています。２０２２年１～３月期には３・８億円しか売れず、開発企業の経営トップが辞任する事態になりました——というくらいに、この病の薬の開発は難しいのです。

アルツハイマー病以外の認知症3つのタイプ

　このアルツハイマー病のほか、前述したように、おおむね１００の病気が認知症の発症原因になるのですが、そのうち、アルツハイマー病に次いで、発症確率が高いのは、次の３つの病気です。

・脳血管性型認知症——認知症全体の約20%を占めると言われます。脳梗塞や脳出血によって、血流障害が起き、脳機能の一部が失われることによって発症する認知症です。そのうち、７〜８割は脳梗塞に由来します。ただし、たくさん脳梗塞があっても認知症を発症しない人がいるし、解剖するとアルツハイマー型の変化がほとんどの人にみられるので、本当のところはわかりません。

　このタイプの場合、脳細胞にダメージを受ける部分とそうでない部分があるため、症状が〝まだら〟になるという特徴があります。記憶障害、言語障害のほか、意欲の低下、**抑うつ、怒りっぽくなるなどの性格面の変化**が起きることもあります。

・レビー小体型認知症――認知症全体の約10％を占めています。レビー小体という特殊なタンパク質が大脳皮質や脳幹にたまって、神経細胞が死滅することで発症する病気です。

精神面では、幻覚や妄想をみることが多く、身体面では、パーキンソン病に似た運動障害が生じ、ころびやすくなります。これも日本で多いので、どのくらいの割合なのかは疑わしいと私は思っています。

・前頭側頭型認知症――認知症全体の1〜5％を占めています。脳の前頭葉と側頭葉の神経細胞が死滅したり、変質したりすることによって起きます。理性を司る**前頭葉がダメージを受ける**ため、自発性がなくなる、融通がきかなくなる、怒りっぽくなるなどの症状が現れます。また、理性による抑制がきかなくなって、万引きや痴漢などの反社会行為の原因にもなりやすい病気でもあります。

どのタイプの認知症であれ、85歳をすぎると全員にアルツハイマー型の変性が認められるので、歳をとってからや末期の症状に似たものになることと、今のところどのタイプのものも治療薬がないので、厳密にわけることに意味はあまりないと私は考えています。

第2章 「老親がちょっと変！」と感じたときの心得

——親子とも倒れは絶対に避けたい

認知症と診断されたとき、家族はどうすればいいか?
——「何もしない」ことです

今さらながらですが、このあたりで少々、自己紹介させていただきたいと思います。

私が、医師として認知症にかかわりはじめたのは、1986年、東大医学部の付属病院老人科の研修医になったときでした。次いで、国立水戸病院の神経内科でも、高齢者の認知症を診ることは少なくありませんでした。

その頃の私は、医局にも所属していなかったので、なかなか常勤の就職が決まりませんでした。30歳近くになって、ようやく東京都杉並区の老人専門総合病院、浴風会病院に内科と精神科の両方に従事していたことを認められて、正規職員のポストを得たのです。

正直に申し上げて、当時はまだ、常勤医師として初めて採用された病院が、たまたま老人専門病院だったというだけで、高齢者医療への思い入れがさほど深かいわけではありませんでした。高齢者の精神医療を生涯続けるという決意も、定まってはいませんでした。

ところが、同病院で働くうち、私は医師として大いに鍛えられることになりました。最も大きな影響を受けたのは、副院長を務めておられた竹中星郎先生です。その頃はまだ高齢化がさほど進行していない時代であり、日本全体を見渡しても、老人精神医療の専門医はごく少数でした。そのなか、竹中先生は、「認知症」（当時は痴呆症と呼ばれていた。竹中先生自身は認知症という病名を嫌っておられましたが）という病を日本で最も深く理解していた医師ではなかったかと思います。「認知症は、自分の欠落症状に対する人格の反応である」という先生の洞察はまさしく卓見で、今も私を含めた多くの医師が、**認知症を理解するうえでの基本と**

しています。

そうして、3年間のアメリカ留学をはさみ、同病院で約9年間働くなか、私はいつしか高齢者の精神医療を生涯の仕事と思うようになっていました。「加齢」という心と体の変容を、生涯の研究・専門分野にしようという気持ちが定まっていたのです。

以後、還暦を超えた今まで、老人精神医療に携わってきました。今も、自分のクリニックや川崎市の総合病院で、老年科の外来診療を行っています。診療した高齢者は約6000人にのぼります。

そうした臨床経験のなか、認知症患者の「家族会」の運営にも携わり、多くのご家族からある程度時間をとって悩みを聞き、相談に乗ってきました。

そのなかには、認知症患者をじつに上手に介護しているご家族もあれば、残念ながら問題行動を誘発するような接し方をしているご家族もありました。多少の自負を込めていえば、私ほど、認知症患者とともに、数多くの家族の様子を知っている医師は少ないと思います。

そんな経験を含めて、この章では、認知症の患者をかかえたとき、家族はどのように対処すればいいのか、その方法についてお話ししていきましょう。

まずは、身内が医師の診察を受け、「認知症」と診断されたとき、「家族は最初に何をすればいいか？」という問題です。

その正解は、当面は「何もしない」ことです。

初期の段階で、心がけたいのは、ただ「見守る」ことです。初期では、**患者への接し方や患者の置かれた環境を変えない**ことが、いちばんの介助法になるのです。

医師が、家族にだけ、病名を告げたときには、患者さん本人に「認知症である」と告げる必要もありません。認知症と診断されても、できるかぎり、「昨日と同じように今日を過ごす」、そして「今日と同じように明日を過ごす」ことが、認知症の進行を防ぐいちばんの方法なのです。

一人暮らしの老親を呼び寄せてはいけない

たとえば、お子さんが、離れて暮らす親を初期の段階で引き取ると、おおむね認知症を悪化させることにつながります。よかれと思って決めた「呼び寄せ同居」や「呼び寄せ近居」が、親の認知症を悪化させる原因になるのです。

認知症の人は、「新しいこと」を覚えるのが難しくなっています。そのため、住み慣れた環境を離れ、新しい住環境に適応するのが困難なのです。「リロケーション・ダメージ」という言葉があるくらいで、環境変化がストレスや適応の障害の原因になり、認知症を悪化させます。とりわけ、田舎で暮らす親を都会に呼び寄せると、かなりの確率で失敗するといっていいでしょう。

最悪の場合は、認知症を悪化させるだけでなく、「引っ越しうつ」を併発するおそれもあります。

そもそも、高齢者の場合、一人暮らしよりも、家族と同居しているほうが、自殺率が高くなります。「家族に迷惑をかけている」という自責の念が、自殺という道を選ばせるのかもしれません。

そもそも、認知症でなくても、高齢者は、環境変化に対して、ひじょうに弱い存在です。ある病院の調べでは、入院し、自宅から離れると、要介護度が平均で１・７２も悪化したと聞きます。これは、たとえば、**要介護度２の人が４になる**ということ。環境の変化の前は、暮らしに必要なことを自分で何とかこなせていた人が、ほとんど何もできなくなることを意味します。

私は、初期はもちろん、中期になっても、大きな問題が生じていないときは、それまで一人暮らしだった人は、一人暮らしを続ければいいと思います。

そもそも、「一人暮らしのほうが、認知症の進行が遅い」ことがわかっています。毎朝、同じ時間に起きて、自分で布団をたたみ、お茶をいれて、ネコにエサをあげるといった行動が、認知症の進行を遅らせるのです。認知症患者の一人暮らしというと、危険なように思う人が多いのですが、脳機能にとってはメリットも大きいのです。

実際、地方には、認知症の症状がかなり進んでいるのに、一人で元気に暮らしているお年寄りが大勢いるものです。新しいことは覚えられなくなっても、身の回りのことをするような手順に関する記憶は残っていることが多いのです。

認知症と診断されたからといって、リフォームするのは考えもの

すでに老齢の親と同居している場合、「リフォーム」を急ぐのは考えものです。階段に手すりをつけるなど、バリアフリーにするのはいいとしても、大規模なリ

フォームは避けたほうがいいでしょう。

たとえば、リフォームしてトイレの位置を変えると、それが「失禁」の原因になることがあります。認知症の人は、頭の中に「地図」を描くのが苦手です。場所が変わると、トイレの位置がどこかわからなくなってしまうのです。

リフォームしていない場合でも、失禁するようになったときは、家の中で「迷っている」可能性があるので、トイレの扉に「便所」と大きく貼り紙するといいでしょう。

キッチンのリフォームでは、コンロは、ガスコンロよりも、火の出ないＩＨ（電磁調理器）にしたほうが、むろん安全ではあります。ただし**認知症の発症後にＩＨに変えるのは、いささか考えもの**です。

こんな話があります。料理好きな母親（80歳）に認知症の傾向がみえてきたので、子どもが心配して、台所をガスコンロからＩＨに変えました。すると、母親はＩＨの使い方を覚えられず、今までのように料理ができなくなりました。そうして「元に戻して」と言いだし、子どもさんが「そんなこと、できないでしょう」と対応すると、料理をしなくなってしまいました。そして、認知症が急速に進行することになったのです。

というわけで、リフォームをするなら、できれば認知症の発症前にすることです。たとえば、ＩＨに変える場合は、理想的には、認知症の発症以前に購入して、使い方に慣れてもらっておくことです。そして、認知症が発症したとわかったときは、環境を変えずに、今までどおりの暮らしができるようにしたほうがいいでしょう。

お金も気遣いも下手につかうと、かえって症状を進行させることになるのです。

認知症の進行を加速させる3つの「生活習慣」

認知症介護の要諦は、本人が今までどおりに、いろいろなことを「続けられる」ようにサポートすることに尽きます。

逆に、「もう、ボケたのだから、仕方がない……」と、**いろいろなことをやめさせるのは、最悪の対応**です。仕事をはじめ、家事、車の運転、お稽古ごとなどをやめさせたり、財布や通帳を取り上げたりすると、認知症はみるみる進んでいきます。

また、親を家に閉じ込めてはいけません。自由に外に出ていれば、いろいろな人とのコミュニケーションの機会があり、それが認知症の進行を遅らせることにつながります。たとえば、お稽古ごとの教室に通っている場合は、教室の先生と相談しながら、行けなくなる日まで通わせることです。「危ないから」「迷惑をかけそうだから」とやめさせると、認知症の進行が速くなります。

私は、認知症の進行を遅らせるには、３つのことが必要だと考えています。それは、「人との交流」「適度な運動」「趣味」の3つです。

その一方、認知症の進行を加速させる3つの悪しき生活習慣もあります。「引きこもり」「運動不足」「無趣味」の3つです。家族が患者を家に閉じ込めると、これらのマイナス要因が、まるでポーカーのスリーカードのようにそろってしまうのです。

認知症と診断されても、「変えず、やめず、続ける」ことが大切です

私がまだ東京都杉並区の浴風会病院で働いていた頃の話です。その頃、私は浴風会病院のほかに、月に二回ほど、茨城県鹿嶋市の病院でも勤務していました。掛け持ちの勤務体制のなか、杉並区の患者と鹿嶋市の患者では、鹿嶋市の患者のほうが、認知症の進行がゆっくりだということに気づいたのです。

私は、その理由を考え、一つの結論に至りました。当時はまだ、認知症が「痴

呆症」と呼ばれていた時代であり、杉並区には、「親がボケたのは恥ずかしい」という雰囲気がありました。そして、認知症にかかった親を家の中に閉じこめる家庭が多かったのです。

一方、鹿嶋市では、認知症になっても、外に出て、農作業などを続けている人が大勢いました。外に出て**うろうろしていても近所の人がつれもどしてくれる**ような地域性がありました。自由に外に出て働けば、しぜん周囲とのコミュニケーションの機会が増え、新しい刺激を受けることになります。それが、認知症の進行を遅らせていることに、私は気づいたのです。

そもそも、認知症になって、さまざまな欠落症状が現れても、脳には残存機能があります。健康な頃と同じような記憶力や知力は望めなくても、それまでに身につけた能力や技術（手続き記憶）には残っている部分が多いのです。それなのに、家族がその残存機能を使う機会を奪うと、症状の進行に拍車をかけてしまいます。

高齢者の場合、これは認知症の患者さんにかぎった話ではありません。認知症を発症していない人でも、**脳を使わないでいると、認知症に似た状態に陥る人がいる**のです。

そういう人の脳をＭＲＩなどで調べると、病的な変化はみられず、老化現象として脳が多少縮んでいるだけなのに、現実には認知症に似た症状が現れているのです。「脳を使えば、認知症にならない」わけではありませんが、脳を使わないでいると、「認知症にならなくても、認知症のような症状が出る」のです。

繰り返しになりますが、認知症と診断されても、生活環境や生活のリズムをできるかぎり、変えないことです。

作家の森村誠一さんは、現在、認知症とうつ病とを併発していることを明らかにされていますが、夫人の手記によると、森村さんは今も毎朝、20分ほどの散歩を日課にしているそうです。夫人は心配しながらも、認知症発症後も、「やや心配ではありますが、一人で散歩してもらうことにしています」とのことです。これは、きわめて賢明な対処法だと思います。できることをさせる、やめさせないことで、ご主人の認知症の進行を遅らせていると考えられるからです。

老年性の認知症は急激に悪化するわけではなく、入院の必要もありません。今日までできていたことが、明日からいきなりできなくなるわけではありません。一日でも長く「できること」を維持するためには、とにかく続けさせることです。

以上のことは、もちろん、家族だけでなく、本人自身も心がけたいことでもあります。認知症と診断されても、「人生、もう終わり」と落ち込んだり、引きこもったりせず、「変えずに、やめずに、続ける」ことです。

子どもにしかできないことは、「嫌がる親」を病院に連れていくこと

では、家族は、何をすればいいのでしょうか？——家族のいちばん大きな仕事は、認知症と診断される前にあります。両親らの様子から「認知症ではないか」と見抜き、たとえ親が嫌がっても、いろいろと調べた上で、信頼できると思える病院まで連れていくことです。

両親らの状態に疑いをいだき、**病院まで連れていけるのは、家族だけ**です。「認知症である」という診断は、プロの医師にも難しいのですが、「認知症ではない」という判断は、一般の人にもできます。逆にいうと、「認知症でないと、言いきれない」と感じたときが、医師へ相談するタイミングなのです。

では、どのようなときに、病院に連れていけばいいのか——。次のような症状が出たときには注意してください。同居していれば、いろいろと気づきやすいでしょうから、ここでは、おもに親と離れて暮らしている場合に注意したい点を中

心に、お話しします。

大きく分けて、そのポイントは次の二つです。ひとつは「家の中の様子」であり、もうひとつは「身だしなみ」です。

まず、実家に帰省したとき、家の中が次のような様子になっているときは、要注意です。

・家の中が汚くなった
・家の中から異臭がする
・郵便受けに配達物がたまっている

とりわけ、掃除好きのはずの母親が、まったく掃除をしていないような様子のときは、認知症か、あるいは第3章で述べる「老人性うつ病」が疑われます。

一方、身だしなみが乱れているときも、認知症、あるいは老人性うつ病が疑われます。たとえば、

・以前はおしゃれだったのに、いつも同じものを着ている
・季節に合った服装をしていない
・清潔さに無頓着になっている

というような状態です。

また、買い物の様子からも、認知症の進行具合を読み取ることができます。

まず、同じものを何度も買ってきているようなら、要注意です。その場合、「同じものを買ってきちゃった」と本人が反省していれば、ただのもの忘れですが、「誰がこんなにパンを買ってきたの？」と自分で買ってきたことさえ忘れているようなら、認知症の疑いが濃厚です。また、冷蔵庫を見て、「必要のないものまで入っている」ときや、「冷蔵庫内の食品に、賞味期限切れのものが増えている」場合も、要注意です。

そのほかには、以下のような様子が見られるとき、認知症が疑われます。

・外出しなくなり、ボーッとしていることが増えた
・曜日の感覚がない
・料理のレパートリーが減った
・水道の水を出しっぱなしにしてしまう

といった症状です。

また、「財布が小銭でぱんぱんになっている」ときも要注意です。これは認知症の人によくみられる症状で、**お金の計算に自信がなくなっている**ので、とりあえず1000円札を出してお釣りをもらうため、財布が小銭でふくらんでしまうのです。

また、以上のような行動を、本人が「自覚」しているかどうかも、重要なポイントです。本人が自覚的にライフスタイルを変化させようとしているのであれば、心配の必要はありません。一方、本人が気づいていなかったり、否定したりする

場合には、医師に相談したほうがいいでしょう。

嫌がる親を病院に連れていくための「うまい言い方」

とはいえ、認知症が疑われる人を病院まで連れていくのは、なかなか大変です。本人は「自分はいたって正常」と思っていることが多いのですから。

そんなとき、「ボケたんだから、一度病院で診てもらうわよ」というのは、最悪のものの言い方です。「何いうのよ。ボケてなんかいないわよ」と強く反発されるのがオチでしょう。「最近、調子おかしいでしょう。認知症かもしれないから、お医者さんに診てもらったら?」というのも、かなり下手な言い方。あえて「認知症」という言葉を使う必要はありません。

ここは「予防のため」というのが、うまい言い方です。「もの忘れの予防のため、一度検診に行きましょう」といえば、本人も「そうね。迷惑はかけたくないものね」と素直に受け止めやすいのです。

「一度、お医者さんに診てもらったら？」と告げたあと、「（私が）安心したいので」と付け加えるのもいいでしょう。「家族を安心させる」という「大義名分」ができると、**すんなり足を運んでくれる**ことも多いのです。また、不安傾向のある人には、「私も一緒に行くから」と付け加えると、不安を取り除くことができます。

こんな方法もあります。たとえば、夫が認知症と思われる場合、妻が「私、最近もの忘れがひどいので、病院に付き合ってくれない」というのです。そして病院に着いたら、「一人じゃ心細いから、一緒に診察を受けてくれない」と夫にも受診をうながすのです。

では、そのようにして、医者に連れていくとき「何科」を受診すればいいのか？――近くに、もの忘れ外来、老年科、精神科、脳神経外科、神経内科、高齢者専門病院などがある場合は、むろんそれらの病院で、専門医の診察を受ければいいでしょう。

一方ない場合は、高齢者の場合、遠くの専門病院まで通うのは大変だと思うので、まずは**地域医療に熱心な開業医の先生に相談してみる**のが、現実的な選択になると思います。専門医でなくても、「認知症の疑いがある」かどうかは判断できます。その医師が、認知症の疑いが濃いとみれば、信用できる「もの忘れ外来」や老年科、神経内科などをすすめてくれるはずです。

ゆっくり進む認知症には、がんばりすぎない

「認知症は、ゆっくり進む」とお話ししてきましたが、裏返せば介護の期間が長くなることを意味します。認知症介護は10年以上、続くかもしれません。

そこが、がんなどの在宅介護とは、違うところです。最初からテンションを上

げすぎると、やがて緊張の糸がぷつんと切れてしまうことになりがちです。

そこで、家族の心構えとして、「がんばりすぎない」ことを頭に入れておきたいものです。認知症の介護には、「手抜きでOK」「ときどき休む」くらいの気持ちで、臨んでください。「マラソン介護」には、ペース配分と給水ポイントが必要なのです。

また、「親の介護は、子どもの責任」と思い込まないことです。「○○すべき」という杓子《しゃくし》定規な考えにとらわれると、おおむね介護と育児は失敗します。もっと、気楽に考えましょう。

近年は、行政の介護サービスが、昔に比べると、格段に充実しています。「他人には頼めない」という考えは捨て、デイケアやショートステイなど、利用できる介護サービスはどんどん利用しましょう。そのために、両親は介護保険料を支払ってきたのですから。

困ったときには、おおむね中学校区に一つずつある地域包括支援センターを訪ねて、ケアマネージャーらプロの知恵を借りることです。そうやって、介護負担を減らす方法をつねに考えることが、結果的に、よりよい介護を続けることにつながります。

また、認知症は、ひじょうに症状の幅の広い病です。今後、どのような速度で進行していくか、**どのような問題症状が出るかは、ほぼ神のみぞ知る**ところです。だから、「どんどん悪くなったら、どうしよう」「徘徊しはじめたら、どうしよう」と、先回りして心配するのはやめましょう。人間、落ち込むと、そうした「予期不安」傾向が強くなるものですが、認知症介護では、今後、何が起きるかは医師にも予測がつきません。「なってから、考えればいい」「問題行動を起こすようになってから、対策を考える」のが基本です。

先々のことまで心配すると、家族のほうが、うつを発症するなどのリスクが高まることになりがちなのです。

短期記憶、そして長期記憶を失う

では、この項からは、認知症になると、どのような症状が出るのか――詳しく解説していきましょう。

認知症の症状は「中核症状」と、そこから派生する「周辺症状」に分かれます。最初から「専門用語」を使って恐縮ですが、以下、登場する用語も含めて、主治医もこれらの用語を使うことがあると思うので、頭に入れておいていただいたほうがいいでしょう。

二つの症状のうち、「中核症状」は、認知症になった人のほぼ全員に現れる症状です。その症状は、大きく4つに分かれます。

第一の症状は、むろん「記憶障害」です。短期記憶（直近、最近、覚えたこと）から失われはじめ、しだいに長期記憶（長年、記憶していたこと）が失われていきます。

第二の症状は、「失行」です。これは、今まで普通にできていた「動作や行動ができなくなること」で、たとえば、**突然、服の着方がわからなくなったり、家電製品が使えなくなったりする**ことを指します。

第三の症状は、「失語」です。これは、人の話が理解できなくなったり、自分が話すことができなくなることで、人の名前やものの名前がわからなくなる状態も含みます。

そして、第四の症状は、「失認」です。これは、今、目の前にあるものが何であるか、わからなくなる状態を指します。

以上、「失〇」というパターンの熟語が続きましたが、医学用語ではこの「失」は、「能力を失う」状態を意味します。

ほかには、「実行機能障害」（物事を実行する段取りを考えられなくなる障害）や「見当識障害」（今の時刻や自分がいる場所がわからなくなる状態）も、中核症状に含まれます。

残念ながら、これらの中核症状は、今の医学では、根本的には治すことができません。薬を投与しても、進行を多少遅らせられる程度です。ただし、初期であれば記憶障害だけのことも珍しくありません。

たとえば、前述したように、現在、アルツハイマー型認知症の治療薬として、アリセプト（ドネペジル）という薬がよく使われています。この薬は、脳内の神経伝達物質の一種のアセチルコリンの濃度を高めることによって、症状の進行を多少は遅らせるという効果があります。ただし、すでに発症した中核症状を治し、もとの水準に戻すことはできないのです。

家族を悩ませる「問題行動」をおさえるための基礎的な心得

では、話を「周辺症状」に移しましょう。これは、その名のとおり、「中核症状」に伴う「周辺的な症状」のことで、徘徊や失禁など、家族を悩ませる「問題行動」は、こちらに含まれます。最近では、ＢＰＳＤ（Behavioral and psychological Symptoms of Dementia：認知症の行動心理症状）と呼ばれます。

ここで、一つ強調しておきたいのは、中核症状自体の快癒《かいゆ》は難しくとも、「周辺症状」は、**家族や医師が適切に対応すればかなりの確率で治まる**ことです。具体的には、適切な薬を服用し、周囲がうまく接して精神的な不安を取り除くことで、「問題行動」は治まっていくのです。

さて、その周辺症状は、さらに「行動症状」と「心理症状」に分かれ、家族を悩ませる問題行動は、おおむねこの「行動症状」に含まれます。代表的な「行動症状」は、次の４つです。

・暴言・暴力――興奮して、大きな声を上げる。家族ら周囲の人間に対して、手を上げる。

・徘徊――無目的に歩き回る。外に出ようとする。

・介護抵抗――入浴や着替えを嫌がり、介護者に抵抗する。

・食行動異常――食べられないものを食べようとする。食べだしたら止まらない、など。

いずれも、介護者にとっては、相当厄介《やっかい》な症状です。

一方、「心理症状」は、患者の精神状態、感情の状態に現れる症状で、おおむね次の５つに分けることができます。

・抑うつ――気持ちが落ち込んで、やる気が出ない状態。

・自発性の低下（アパシー）――意欲が低下し、一日中、ぼうっとしている状態。

・不安・焦燥――落ちつきがなく、イライラしやすい状態。

・妄想——お金や物を盗まれたなどの妄想にとらわれる状態。
・幻覚——現実にはないものを見たり聞いたりしたといいだす状態。

介護のプロが「やさしい」のは、それが介護を楽にすると知っているからです

それら、症状別の対応に入るまえに、まず認知症患者の介護に関して、全体に通底する心得についてふれておきましょう。

それは、患者に対して「機嫌をとる」という発想で臨むことです。ときには、注意したり、指摘したり、かるく叱ったりするのはＯＫですが、**強く叱ったり、声を荒らげたりするのはＮＧ**です。

相手は、その場では納得しても、しばらくすると、叱られたことの中身は忘れてしまいます。しかし、そのときの感情や感覚は残り、介護者の言い方がきつかったりすると、患者の気持ちには、いわれたときの「不快感」だけが残ってしま

うのです。「何か不愉快なことをいわれた」という感覚だけが残り、それが、周辺症状（問題行動）を引き起こすことになりがちなのです。

たしかに、認知症患者の介護は、慣れない間は「腹が立つ」ことの連続です。それでも、強くは叱らず、声を荒らげず、「面倒なお客」に接するような気持ちで臨むと、それが、結果的に介護を楽なものにします。

介護福祉士らプロの介護者が、患者に「やさしい」のも、それがいちばんの得策と心得ているからです。「親の介護」は「子どものしつけ」とは、まったくの別物です。相手は「病気」なのですから、責めたところで、どうにもなりません。叱れば、関係性を悪くし、問題行動をさらに誘発するだけです。

今、私は、以上の文章を、わざと言葉を選ばずに書きました。言葉を選べば、「認知症患者には、愛情をもってやさしく接し、心安らかに余生を送れるよう、サポートしたいものです」とでも、書くところでしょう。しかし、それでは、介護の真実が伝わらないと思い、意図的にきつい言葉で書きました。

とにかく、患者に対しては、「今、喜ばせる」「腹を立てさせない」という態度で接すると、問題行動が起きにくくなります。具体的には、怒らず、叱らず、否定せず、**相手のプライドを傷つけることなく、笑顔で接して安心させる**ことです。

では、ここで、初期・中期の患者が、どのような心理状態でいるのか、お話ししておきましょう。むろん、個人差がひじょうに大きい事柄なので、「一般的にこのような傾向がある」という前提で、お読みいただければ幸いです。

認めたくない、知られたくない、頼りたくない

初期・中期の認知症患者には、自分がボケはじめていることに、まったく気づいていない人もいますが、多数派の人は、程度の差こそあれ、不安やもどかしさ、辛さを感じています。

まず初期段階では、本人は「記憶できなくなった」ことに、不安を覚えます。「私は、もの忘れなんかしていない」「ボケていない」と思う（思いたい）半面、「何となく、おかしい」という自覚症状がないわけではないのです。しかし、やはり、その事実を「認めたくない」といった矛盾した感情を、初期の患者はかかえているのです。

そして、できれば、自分の「変調」を人には知られたくありません。だから、医師の問診の項で述べたような「取りつくろい行動」にも出ます。

そして、記憶力の衰えがじょじょに進んでいくなか、中期に至ると、以前は普通にできていたことが、できなくなります。中核症状の一つ、「失行」が現れるのです。

しかし、その段階でも、自分では、そのことを認めたくはないし、人に知られたくも、頼りたくもありません。

とりわけ、**責任感が強い人**ほど、「周囲に迷惑をかけるわけにはいかない」「人に弱みを見せたくない」と考えます。そういう意識が強いほど、気分は落ち込みがちになります。

もちろん、初期・中期にかかわらず、もの忘れや失敗を人から責められたり、叱られたりすると、患者は、悔しくも悲しくも感じ、腹も立ちます。そして、周りからボケ扱いされると、プライドを傷つけられ、自己防衛本能から、失敗を人のせいにしたり、逆ギレして問題行動に出ます。「自分は何も悪くないのに、家族はなぜイライラして、怒るのか」「あんなふうに言われると、こっちも怒りたくなる」と、被害者的に物事を考え、周囲に攻撃的になります。そうした感情をうまく言葉にできないため、それが暴言や暴力的な行動につながっていきます。

というように、初期・中期の患者は、程度の差、個人差はあれ、不安と不満、焦燥と葛藤《かっとう》、そして矛盾するさまざまな感情のなかで暮らしています。なかには、健常な頃よりも、認知症を発症してからのほうが、さまざまなことに対して、センシティブになる人もいます。

だから、家族や周りが、患者に接する際には、患者に、つらい、苦しい、嫌いなどの不快な感情を与えないようにすることが、肝要なのです。

患者のもの忘れや失敗に対して、厳しくするほど、患者を落胆させ、不安やイライラを抱かせます。そうしたストレスフルな環境＝「つねに叱られる状態」は、認知症の進行を早め、問題行動の悪化にもつながります。

たとえば、厳しく叱ると、それがトラウマになって、患者は「また、怒られるかもしれない」↓「こんな場所から逃げ出したい」と思い、それが「徘徊」につながったりするのです。そうして、介護は困難なものになっていくのです。

認知症患者は、怠けて、忘れたり、できないふりをしているわけではありません。努力すれば、どうにかなるという問題ではないのです。認知症は、単なる老いではなく、病気であることを頭に入れておくことが必要です。

そして、患者には、安心できるような、やさしい言葉をかけ続けることです。「大丈夫だよ」「つらかったね」「大変だったね」のような共感の言葉をかけ、患者が「楽しい」「うれしい」「好き」といったポジティブな感情を抱けるようにします。

また、患者が**何かをできたときには、すかさずほめ言葉をかける**ことです。すると、患者の不安をのぞき、意欲を向上させることができます。そして、患者が喜び、自信を取り戻せば、認知症の進行を遅らせることにもつながります。すると、問題行動に悩まされることも少なくなり、介護が楽なものになっていくのです。

親も子どもも、不幸にならないための「ものの言い方」

では、この項からは、家族を悩ませる個別の「問題症状」に対して、どのように対処するか、とりわけどのような「言葉」をかけるか、その点を中心に具体的にみていきましょう。以下、見出しにしたセリフのうち、「×」は不適切なものの言い方、「○」は介護を楽にする上手なものの言い方です。

■「ものを盗られた」といいはじめたとき、どう声をかける？

× なにいってんのよ、誰が盗ったっていうの！

○ 一緒に探してみようか

まずは、認知症の人が抱く典型的な妄想、「もの盗られ妄想」にどう対処するかです。認知症の人は、とかく「お金がなくなった」「通帳がなくなった」「残高が知らないうちに減っている」「大事な指輪がなくなった」のように、お金やものがなくなったと騒ぎたてることが多いのです。

そして、「あなたが盗ったんでしょ」と、お嫁さんを攻撃したり、「ヘルパーが盗ったのよ」と、ヘルパー訪問を断ってしまうようなことになりがちです。

患者が、そのようなことを言いだすのには、「性格の尖鋭化」が関係しています。認知症を発症すると、もともと疑い深い人はより疑い深くなり、**もともと嫉妬深い人はより嫉妬深くなる**というような、「性格の尖鋭化」が起きるのです。

「もの盗られ妄想」がひどい人は、もともとお金やものへの執着が強かった人だったといえるでしょう。脳が健全な状態にあるときは、そうした執着を理性がおさえ、言葉や行動に現れることはありませんでした。しかし、認知症を発症し、理性による抑制力が衰えると、執着が表に現れてくるのです。

また、「自分の能力が落ちている」という自覚症状がある人は、その不安から、金銭への執着が強まることもあります。「私はお金を持っている」ことが、いくらかでも不安を和《やわ》らげているので、そのお金がなくなる（見当たらなくなる）と、不安が極端化するのです。

むろん、そうしたもの盗られ妄想の根本的な原因は、認知機能の低下です。脳が健全に機能している頃なら、タンス預金が見当たらなくなったとき、まずは「あれ、何かに使ったっけ？」「しまう場所を間違えたかな？」と自分の記憶をたどり、多くの場合は、自分の勘違いに気づくはずです。しかし、認知症が進むと、そうした「自己検証能力」が衰え、短絡的に人を責めてしまうのです。

あるいは、認知症患者の脳は、「自尊心を保つため」に妄想を生み出すこともあります。「もの盗られ妄想」に関していうと、本人は「自分はしっかりしているから、財布をなくすはずがない」と思っています。だから、「自分が忘れるはずはないから、誰かに盗られたにちがいない」と考え、「財布の在《あ》りかを知っているのは？」↓「嫁にちがいない」と妄想をふくらませていくのです。

そうしたことから、患者が騒ぎはじめたとき、家族が「何いってんのよ」「誰が盗ったっていうんだ」「どうして、そんな嘘《うそ》をいうんだよ」というように感情的に言い返すと、不毛な口論を招くことになります。患者は反発し、「親を嘘つき呼ばわりするのか」や「バカにしているのか」と激怒し、**妄想や問題行動をさらにエスカレートさせる**ことになりかねません。

うまい対処法は、相手の言い分を否定も肯定もしないで、不満・不安に寄り添うように対応することです。たとえば、「お金を盗まれた」というときは、「一緒に探してみようか」と穏やかに対応し、心あたりの場所を探してみるといいでしょう。

そして、介護者が見つけたときも、「ここにあったよ」というのではなく、相手が気づくようなところに置き、本人に見つけさせるのが、うまいやり方です。「ここにあったよ」というと、患者は「盗んだものを出してきたにちがいない」

と思うことがあるからです。

そして、「見つかってよかったね。しっかり覚えていたから、見つけられたんだよね」のように声をかけて、患者の自尊心を満足させます。

「それでは、甘やかしすぎ」と思うかもしれませんが、認知症介護はしつけではありません。このような、認知症の人と口論になりやすい場面では、とにかく真っ向から否定するのは禁物です。

同じ土俵に上がらず、うまく「いなす」方法を考えることです。認知症の人の記憶は、長くは続かないので、その場その場で満足させることができれば、うまい対応といえます。前述したように、今、腹を立てさせないことが、問題症状を防ぐためにも、介護者の負担を大きくしないためにも、大事なことなのです。

なお、「もの盗られ妄想」をひどくしないためには、メモを活用することです。「預金通帳はタンスの2段目」「年金の残りは机の引き出しの中」などと、メモに書いておくのです。そうして、妄想が出たとき、そのメモにもとづいて記憶をたどれば、妄想症状を和らげられることもあります。

また、症状がひどいときには、医師に相談して薬をうまく使うと、症状を和らげることができます。短期間の施設入所が効果的な場合もあるでしょう。

■自宅にいるのに、「帰ります」といいはじめたときには？

×何いってんの、ここが家でしょ！

○じゃあ、そこまで送りますよ

前述したように、認知症患者のうち、「徘徊」する人は、ごく一部です。認知症の初期、帰り道がわからなくなって迷子になる人が多いことから、「徘徊」する人が多いような印象があるのでしょう。

とりわけ、呼び寄せ同居・近居をしたとき、患者は新しく移り住んだ土地の地理を記憶するのが難しいため、迷子になることが多いのです。あるいは「知らない家に居たくない」という気持ちから、「もとの家に帰ろう」と思い、それが「徘徊」につながることもあります。あるいは失見当識のため、自宅にいてもそう思えないこともしばしば起こります。

そのため、徘徊を予防するには、本人が落ちつける場所、安心して暮らせる場所を提供することが大事です。

また、認知症の人は、自宅にいるのに「家に帰ります」といいはじめることがあります。これは、とりわけ、夕方に出やすい症状です。そもそも、**認知症患者は、夕方になると落ちつきがなくなる**ことが多く、「夕方症候群」という言葉があるくらいです。

患者が「家に帰る」といいはじめたとき、「何いってんの、ここが家でしょ!」

のように声を荒らげると、患者をいっそう不安にさせます。

賢明な方法は、「では、そこまで送りますね」といって、いったん一緒に外に出ることです。そして、あたりを一周して、自宅の前まで戻ってきたところで、「着きましたよ」といえばいいのです。そして、ドアを開けると、多くの患者は素直に「ただいま」と中に入っていくものなのです。

あるいは「帰ります」といい出したとき、「もうすぐ、迎えが来るので、それまでお茶でも飲んで待っててね」といって、しばらく時間を稼いでもいいでしょう。

好物のお菓子などを渡して、「帰る準備をするので、このお菓子、食べて待っててね」とでもいえば、相手は「じゃあ、すこし待っていようかしら」という気持ちになります。そして、好物を頬張《ほおば》って、和んだ気持ちになると、「帰る」といった自分の言葉を忘れてしまうことが多いのです。

■排泄トラブルが起きているのに、オムツを嫌がるときには？

×何度も漏らしたじゃないか！

○オムツを着けると、安心して外出できるよ

近年、注目を集めている行動経済学に、「ナッジ」という考え方があります。

「ナッジ」(nudge)とは「肘でちょこんと押す」といった意味で、行動経済学では、**小さなちょっとした工夫によって、人の行動をうながす**方法を指します。

人を「ナッジ」するには、いろいろな手法がありますが、むろん「言葉」のかけ方もその一つ。たとえば、人を誘導するとき、「こちらの道をお通りください」というよりも、「こちらのほうが近道なので、お通りください」といったほうが、相手に「命令された」と思わせることなく、スムーズに誘導することができる——という具合です。

私はこうした「ナッジ」の考え方は、認知症の介護にも応用できると思っています。たとえば、認知症患者にオムツをつけさせたいときは、「○」のように、「おむつを着けると、安心して外出できるよ」と言えばどうでしょうか。「×」のようにいって、相手の自尊心を傷つけ、反発を招くよりも、はるかに「利益誘導」しやすくなるはずです。

そもそも、認知症の人にかぎらず、**高齢者は、膀胱や肛門の括約筋が衰える**ため、失禁しやすくなります。また、尿意や便意を感じても、歩行能力に難があって、トイレに入るのが間に合わなくなることもあります。認知症患者の場合は、トイレの場所がわからなくなって、漏らしてしまうこともあります。

そうした排泄をめぐる問題は、オムツの着用が一つの解決策になります。一度失敗したからといって、すぐにオムツというのも考えものですが、失敗が重なるようなら、利用を考えるといいでしょう。

ただし、高齢者にもプライドがあるので、オムツをすんなり受け入れる人は、まれです。着用を嫌がる親に対して、どうオムツを着けさせるかは、子どもにとっても大きな課題になります。

その際、「だって、何度も漏らしたじゃないか！」と、「×」のようにいうのは禁物です。ここは、ナッジ理論を応用して、「○」のように言って誘導するか、「一度、試してみようよ」と、「お試し」であることを強調して一度経験させてみるといいでしょう。

そうして、オムツをしてくれるようになれば、排泄物に悩まされることが少なくなり、その後の介護は、精神的にひじょうに楽なものになります。

■食事をしたばかりなのに「まだ食べていない」というときには?

×さっき食べたじゃないの

○お茶でも飲んで、すこし待っててね

認知症患者は、さっき食事をしたばかりなのに、「夕飯はまだ？」などといいはじめるものです。そんなとき、「さっき食べたばかりでしょう」といっても、患者は怪訝《けげん》な表情を浮かべるばかりでしょう。「私は食べていないのに。意地悪されているのかしら」と悲しく思ったり、反発することもあります。

そんなときは、「お茶でも飲んで、すこし待っててね」と、好物のお菓子とお茶を出すといいでしょう。すると、相手は「そうね、じゃあ待ってるね」と、お茶を飲んでいるうち、食事を待っていることを忘れてしまうことが多いのです。

何度もいうときは、すこし食べさせてみてもいいでしょう。もともと「さっき食べた」ばかりなのですから、さほど食べないうちに「もういらない」というはずです。

このように、食べ物を少しずつでも与えると、食べすぎにならないかと、心配する人もいるかもしれません。しかし、**高齢者の場合、食べすぎなくらいのほうがいい**のです。高齢になると、どうしても食が細くなり、低栄養状態になりがちです。すると、筋力が落ち、転倒や骨折を招き、寝たきりリスクが高まるのです。

また、高齢者にとって、食べることは、大きな楽しみです。食べたいのに、食べられないと、そのストレスから、情緒不安定になり、問題行動を招くこともあります。

何度も「夕飯はまだ？」とたずねるなど、症状がひどいときには、食べたあとの食器をしばらく片付けずに、テーブルの上に置いておくといいでしょう。それで、「ご飯は？」というときに、テーブルの上を指させば、患者は「そうだ。さつき食べたんだ」と気づくことが多いものです。

■同じものばかり買ってくるときには?

×ダメじゃないの、同じものばかり買ってきて!

○よく確認してから、買い物に行ったほうがいいね

認知症になると、外出するたび、同じものを買ってくる人がいます。たとえば、外に出るたび、**同じお菓子ばかりを買ってきて、引き出しの中がいっぱいになる**ようなケースです。誰の目にもはっきりわかることだけに、この症状が、家族が親の認知症発症に気づくきっかけになるケースもあります。

認知症の人が特定のものばかりを買うのは、過去にそのものに執着するような経験をしている場合が多いようです。過去の体験にもとづく執着が、認知症の進行とともに表に現れてくるのです。

また、この周辺症状が出る人には、「自己愛を十分に満たされていない」人が多いようにも思われます。買い物をすると、お店の人にちやほやされるので、多少でも自己愛が満たされます。その心地よさから、繰り返し、買い物をすることになるのです。

だから、「同じものばかり買ってきても、ムダになるじゃないか」のように叱ったところで、あまり意味はありません。不毛な口論がはじまり、患者の自尊心を傷つけ、症状を悪化させ、介護者の負担が増えるだけの結果に終わります。

感情的に叱責しないで、「よく確認してから、買い物行ったほうがいいね」のように、やさしく伝えることです。

なお、認知症になると、同じものを何度も買う症状だけでなく、必要のないものをどんどん購入してしまう人もいます。これは、性格の尖鋭化のひとつ。もともとショッピング好きな人が、認知機能の衰えで、自制できなくなるとみていいでしょう。なかなか、防ぎにくい話ですが、行きつけの店などがある場合には、お店の人に相談してみるのも手でしょう。

■同じ話ばかり繰り返すときには?

×また、その話

○ふうーん、それから、どうしたの?

認知症患者は、同じ話を何度も、いや何十度でも繰り返します。そんな話に対して、「また、その話」と**うんざりした顔で返すのは禁物**です。

認知症患者と話をするときには、たとえ何度も聞いた話でも、「話を引き出す」ことが大切なのです。「その話、初耳だな」「ふうーん、それから、どうしたの？」と、相手の記憶を引き出すようなあいづちを打つと、記憶を想起させることができます。

それが、患者の脳の劣化を防ぎ、認知症の進行をすこしでも遅らせることにつながるのです。

そのように、過去を思い出して昔話をすることは、「思い出療法」や「回想法」と呼ばれる精神療法の一つにもなっているくらいです。

また、認知症の人には、同じことを何度も「質問」する人もいます。たとえば、交通機関のダイヤが気になりはじめると、「バスは何時？」のように、何度もたずねます。とりわけ、何らかの不安をかかえているときに、何度も同じことをたずねます。

そんなとき、「さっきも聞いたでしょう」といっても、相手は何度も聞いているという記憶がないので、なぜそういわれるのかわかりません。

相手は**毎回、初めて聞いているつもり**なのです。

そんなときは、メモにして渡すことです。それでも、なお聞いてくるときには、渡したメモを指さして、「さっき、メモにして渡したよ」といえば、質問も不安もおさまっていくはずです。

■わけのわからないことを頑固にいいはじめたときには?

×バカなことを言わないで！　いいから、黙ってて！

○気持ちはわかるけれど、○○という考え方もあるんじゃない

認知症患者は、筋の通らないことや見当違いのことをいいはじめるものですが、そんなとき「バカなことを言わないで」「いいから黙っていて」のように、頭から否定すると、相手の感情を傷つけ、問題行動を誘発しかねません。

認知症の人を「論破」したところで、事態は好転しません。「NO」を連発すると、患者は「バカにされた」と感じ、反発する気持ちを強めます。相手が見当違いのことをいって、話に割り込んできたときでも、「黙ってて」とさえぎるのではなく、まずは「そうだね」と肯定的に受け止め、話を「聞いている」という姿勢を示すのが得策です。

それから、「気持ちはわかるけれど」と続け、「○○という考え方もあるんじゃない」と穏やかに説明するといいでしょう。

英語でいえば「イエス、バット」、日本語でいえば「うん、でもね」の呼吸です。そもそも、家族以外の人に対して、「バカなことを言わないで」とは言わないもの。相手が肉親だと、ついきつい言葉を使いがちですが、認知症患者に対しては「イエス、バット」方式で、相手の自尊心を傷つけることなく納得させることが必要なのです。

■風呂に入りたがらないときには?

× お風呂、入ってよ。臭うわよ!

○ お風呂、入ると、気持ちいいわよ

認知症の人には、風呂に入らなくなる人がいます。そんなとき、「臭うわよ」と責めても、相手はきょとんとしているでしょう。認知症になると、五感のなかでも、とりわけ嗅覚が衰えます。だから、相手は、**多少自分の体が臭っていても、自分では気にならない**のです。

そもそも、認知症の人が入浴嫌いになる理由で最も多いのは、衣服の着脱が面倒になることです。ボタンのかけ方がわからなくなっている人や、服を着る順番がわからなくなっている人もいます。

あるいは、石鹸《せっけん》やシャンプー、タオルなど、入浴に必要なものが、風呂場のどこに置いてあるか、わからなくなって、入浴する気持ちがなくなっている人もいます。また、風呂場のタイルが滑ることに恐怖心を覚えて、風呂嫌いになっている人もいます。

入浴に関しては、そうした物理的な「問題」を取り除いていくことで、風呂嫌いが解決する場合もあります。

■昼と夜の区別がつかなくなり、夜中、起き出したときには？

×　何時だと思ってんのよ！

○　起きるのが、すこし早かったようね。もうちょっとお布団に入っていようよ

認知症の人には、昼と夜の区別がつかなくなって、夜中に起き出しては、「いつまで寝てんのよ」などと、家族を起こして回る人もいます。

そんなとき、「何時だと思ってんのよ！」と怒鳴り返しても、意味はありません。時計を指さしても、時計が読めなくなっているケースもあるなど、効果は期待できません。

それよりも、**カーテンを開けて、真っ暗な外を見せたほうがいい**でしょう。そうして、「起きるのが、すこし早かったようね。もうちょっとお布団に入っていようよ」と寝室に連れ戻せば、すんなり布団に入る人が多いのです。

なお、そうした「早朝覚醒」に伴う症状が続くときは、医師に相談して、軽めの睡眠薬をもらうといいでしょう。

最近の睡眠薬は、昔とちがって、ひじょうに安全です。日本人には薬を使うことを「反則」のように考える人もいますが、本人や介護者が楽になるのなら、薬を使うのはまったく悪いことではありません。ただし、睡眠導入剤でも眠りが深くならず、早起きが治らないことが多いので、抗うつ剤を使うなどの工夫が必要です。

■デイサービスに行ってもらいたいときには？

×こっちも大変なんだから、行ってよ！

○ものは試しだから、一度行ってみたらどう？

毎日の介護がいくら大変でも、「こっちも大変なんだから、デイサービス、行ってくれよ」というのは、最悪の言い方です。

患者は「邪魔者扱いされた」と腹を立てたり、悲しく思ったりします。あるいは、「そんなに迷惑かけているんだ」と落ち込む人もいるでしょう。

上手な言い方は、「ものは試しだから、一度行ってみたら、いいよ」のように、相手の気持ちに負担をかけないようにいうこと。そして、「嫌なら、続けて行く必要はないよ」などと続け、とりあえず一回行ってみるだけのことと、相手の気分を楽にすれば、足を運んでくれるかもしれません。

■「死にたい」が口癖になったときには?

×また、はじまった。いいかげんにして!

○何がそんなに悲しいの、話してみて

これは、認知症よりも、第3章でお話しする「老人性うつ病」の患者がよく口にするフレーズです。認知症の人が、このフレーズを口にするときは、老人性うつ病を併発している可能性が高いといえます。

「死にたいといって、死んだ奴はいない」などという人がいますが、それは大きな間違いです。高齢者の自殺率は高く、なかでも「死にたい」と口にする人の自殺リスクはひじょうに高いのです。たしかに「死にたい」という人の90%以上は、自殺しないかもしれません。しかし、そう口にしない人よりは、自殺する確率ははるかに高いのです。

そこで、「早く死にたい」「早くお迎えが来てほしい」という人に、どう対応するかですが、「また、はじまった。いいかげんにして」や「縁起でもないことをいわないで」のように、頭から否定したり、叱ったりするのはＮＧです。相手は「誰も、私の気持ちをわかってくれない」と心を閉ざし、本当に自殺の引き金をひくおそれがあります。「死にたい」という人には、「何がそんなに悲しいの、話してみて？」のように、**寄り添う姿勢をみせる**ことが必要です。

とりわけ、配偶者をなくして、「夫のところに行きたい」などと落ち込んでいる人に対して、「いつまでも、くよくよしていてはダメよ」と励ましても、意味はありません。配偶者の死などの「対象喪失」は、老人性うつ病の大きな発症要因です。相手が「かけがえのないもの」を失ったときは、うつ病に発展させないため、よく観察する必要があります。

その観察ポイントは、「よく眠れているか」「食欲は衰えていないか」「ぼうっとしている時間が増えていないか」「嗜好《しこう》や趣味に極端な変化はないか」の4点です。これらの面で目にみえるような変化が生じている場合は、うつ病の懸念があるので、すぐに医者にみせたほうがいいでしょう。

そして、「辛いよね、悲しいよね。でも、これから、いいこともたくさんあるはずだよ」「気持ちはわかるよ。でも、長生きしてくださいね」と、相手の悲嘆に寄り添い、共感を示し続けることです。

また、高齢者には、「認知症と診断された」ことが、うつの引き金を引くこともあります。そして、「ボケてしまった。早く死にたい」「もう生きていても仕方がない」「自分は長生きしすぎた」といったセリフを口にするようになりがちです。これに対しても、「まだまだ大丈夫ですよ」と、寄り添う姿勢をみせることが大切です。

また、はっきり「死にたい」とは口にしなくても、「死ぬわけにはいかないしね」や、医師に対して「先生、苦しまないように死なせてね」などと、「死」に関する言葉が増えたときも要注意です。

これらのセリフは「死にたい」の言い換えなので、やはり「死んでほしくない」「長生きしてくれていて、うれしい」ことを繰り返し伝え、長生きしてほしいという気持ちを伝えることが必要です。

以上、あれこれと好ましい認知症への対応を書いてきましたが、絶対に従わないといけないものではありません。

認知症の患者さんは個人差が大きいので、**反応が悪ければ、別のことも試してほしい**のです。

また、いつも理想的な対応を目指していると、かなり疲れてしまうということもあるでしょう。

時には感情的な対応をしても、認知症の患者さんは基本的に忘れてくれます。だから、気負いすぎないで、続く形で、なるべく、相手の機嫌をとる対応ができれば十分だと申し添えたいと思います。

末期の認知症患者は、どんな世界を見ているのか？

以上のような症状を経ながら、認知症患者は、やがて「末期」を迎えます。そのとき、患者はどのような気持ちでいるのかについてお話し、この章を締めくくりたいと思います。

私は、認知症について講演したときなどに、「末期の認知症患者に、感情は残っているのですか？」といった質問をよく受けてきました。

むろん、末期の認知症患者にも、感情は残っています。末期を迎えて、記憶力がすっかり衰えた人でも、喜びや怒り、不安、悲しみといった喜怒哀楽の感情すべてが残っています。ほめられるとうれしく感じ、叱られると悲しい気持ちになり、罵《ののし》られたときには腹を立てます。子どもの顔がわからなくなり、見当識が失われても、**人間らしい感情までなくなるわけではない**のです。

末期の患者がとる行動の一つに、「偽対話」があります。末期の患者同士が、まるで健常者が雑談をするように、うなずきあったり、笑ったりしながら、「対話」する現象です。

ただし、健常者の雑談と違う点は、その会話がまったく「噛《か》み合っていない」ことです。それぞれがおぼつかない言葉で、好きなことを自由に話し、なかには言葉になっていない声を発しているだけの患者さんもいます。

それでも「会話」は続き、当事者たちは、にこにこしています。十分、「対話」を楽しんでいるようなのです。

そうした「偽対話」は、記憶力がほぼなくなり、日本語が怪しくなった状態でも、快不快の感覚が十分に残っていることの証拠といえるでしょう。また、人とコミュニケーションをとることが、人間にとって、いかに楽しいことであるかの証明だともいえそうです。

そのように、認知症が進行すると、多くの人が「多幸的」になります。いつもニコニコしていて、幸せそうにしている人が多いのです。記憶力の衰えに伴って嫌なことを忘れ、自分が**ボケているという感覚もなくなると、人は性格が明るくなり、幸福感を感じ続ける**ようなのです。

私は、35年間、数千人の認知症患者を見続けるなか、「ボケたら不幸」というのは、健常者の勝手な思い込みだという確信に至りました。むしろ、私は、ボケることは、脳からの「最後のプレゼント」ではないかと思うのです。

認知症が進行することによって、不満や不安は消えていきます。自分の心身の衰えや社会的地位を失ったことを悩むこともなくなり、嫌なことがあってもその記憶はしばらくすると消えていきます。そして、死への恐怖心すらも消えていきます。

そうした不満や不安、恐怖が消えたあとを、そのとき、その瞬間のうれしいことへの幸福感が満たすのではないか。そして、私には、認知症とは、「穏やかな最期を迎えるための適応現象」であり、人が晩年、認知症になるのは、「人体に備わった究極の終活機能」のようにも思えるのです。

第3章 認知症よりも恐ろしいのは老人性うつ

——「心のがん」から大切な人の命を守るために

うつ病は死にいたる病

「年をとっても、認知症にだけはなりたくない」と思っている人が多いことでしょう。しかし、私のような精神科医の目からみると、晩年、認知症以上に不幸なことがあります。「老人性うつ」を患うことです。

私は晩年、うつ病になって、「何もしない暗い老人」として一生を終えるのが、人生最大級の悲劇だと思います。私自身、老人性うつにだけはなりたくないと思います。

晩年の日々を楽しく、穏やかに過ごせるかどうかは、うつを防げるかどうかにかかっているといっても、過言ではありません。体のケアはむろん大事ですが、**心のケアも忘れないようにしたい**ものです。心の不調を感じたときは、ためらうことなく医者に行くことをおすすめします。

「うつ病は心の風邪」という言い回しがありますが、うつ病は決して風邪ではありません。この言葉は、「うつ病は、風邪をひくくらい、なりやすく、誰もが発症する病気」という意味で使われますが、それ以外の点では、うつ病と風邪には大きな違いがあるのです。

いちばん大きな違いは、うつ病が「自殺」という死にいたる病であることです。私はむしろ、「うつ病は心のがん」といったほうが正しいと思います。

欧米では、自殺者が出ると、周辺の人々から生前の様子を聞く「心理学的剖検」が広く行われています。その検証作業によると、自殺者の50～80％が「うつ病」だったと診断されているのです。

老人性うつ病をめぐる私の「痛恨事」と戒め

では、今の日本に、うつ病の人は、どれくらいいるのでしょうか？

厚生労働省の患者調査によると、約１２０万人ですが、これはあくまで医者にかかっている人の数です。実数は、そんなものではないでしょう。

国際的に、うつ病の有病率は３～５％とされていますので、この数字を日本の人口に当てはめると、患者数は４００～６００万人くらいという計算になります。

そのほか、うつ病とまではいえなくても、抑うつ気分の人まで含めると、私を含めた多くの専門家が、人口の10％近くにのぼっているとみています。

そのうち、65歳以上の「老人性うつ」の人数も、正確な数字はわからないのですが、現在、人口の約30％が高齢者であり、**高齢者のうつ病発症率が若い人よりも高い**ことを考え合わせると、全患者の3分の1以上が高齢者であることは、ほぼ確実でしょう。

とりわけ、老人性うつは、自殺を招きやすいので、要注意です。

世界的にみて、うつ病患者の自殺率は、高齢になるほど、上がっていきます。

本書で一章を割いて、うつ病についてお話しするのも、そのためです。この病の本当の怖さを知っていただきたいからです。

私自身、かつて辛い経験をしました。

20代の終わり、浴風会病院に勤めはじめて、まもなくの頃のことです。入院していた「心気症」症状の高齢女性の患者さんが、一度具合がよくなって退院し、その後、再度入院してきたことがありました。

私は主治医をまかされ、前回入院時と同様の治療方針でいくことにしたところ、まもなく病棟で首吊り自殺されたのです。すぐに、呼び出しがかかり、私が遺体を下ろすことになりました。

これは、私にとって、きわめてショックな体験でした。「もう医者を辞めよう」と思うほどに、落ち込みました。その後、反省会のような場が持たれ、先輩からいろいろ教わるなか、「うつ」の怖さを骨身にしみて学びました。「高齢者の場合、『うつ』を見逃さないことが何よりも大事」ということを肝に銘じた経験でした。

それから、約35年間、臨床の現場に立ってきましたが、私はその後、一人の患者さんにも死なれていません。これは、精神科医として、誇りに思っていることです。35年間、患者さんに「自殺だけはさせまい」と、真剣に取り組んできた結果として、ひそかに自負しています。

なお、医者にかかっている人の自殺者数と精神科医の人数から計算すると、おおむね、精神科医は2年に1人くらいは、患者に自殺されているという計算になります。

「老人性うつ」と「認知症」をどう見分けるか?

「老人性うつ」と「認知症」は、まったく違う病気ですが、症状には似通った点があります。そのため、家族が「認知症だ」と思って、高齢者を病院に連れてきたところ、うつ病だったということがよくあります。

両者は、初期症状がよく似ています。「なんとなく元気がない」「一日中ボーッとしている」といった症状が似ていることから、医師でさえ、見間違えることがあります。残念ながら、うつ病が原因で記憶力が低下しているのに、アルツハイマー病の進行をおさえる薬を処方されている高齢者がいるのが現状です。

むろん、十分な臨床経験を積んだ医師なら、両者を見分けることができます。たとえば、私は次のような点に注意しながら問診します。

まず、「症状は、いつごろからはじまりましたか?」と聞いて、本人や家族がはっきり答えられるようなら、うつ病の可能性が大です。認知症はゆっくり進行するため、いつから始まったか、はっきりしないことが多いのですが、**うつ病はある時期から急に症状が出るので、いつから始まったか、おおむねわかる**のです。

つまり、うつ病では、短い期間に、さまざまな症状がいっせいに現れます。外出するのが急に億劫《おっくう》になったり、化粧が急に面倒になるなど、さまざまな症状が、1か月くらいの間にまとまって現れるのです。

そのため、家族に質問すると、「去年のクリスマスあたりから、こんな調子で」と、症状が始まった「日付」さえわかることがあるくらいです。

一方、認知症はゆっくり進行し、家族の人に聞いても、いつごろから発症したか、よくわからないことがあります。

たとえば、「いつからもの忘れがはじまりましたか？」と尋ねても、「2年前くらいだったかな」「3年前くらいだったかな」というような話になり、本人も家族もはっきり答えられないことが多いのです。一方、うつ病も、もの忘れを伴うことがあるのですが、それは突然はじまります。

また、本人に明確な「自覚症状」があるときも、うつ病が疑われます。たとえば、うつ病の人は、もの忘れが増えたとき、本人にその自覚があり、「もの忘れが激しいのは、アルツハイマーではないでしょうか」などと、自発的に医者にかかる人が多いのです。そういう患者さんは、認知症よりも、うつ病が疑われます。

一方、認知症の人は、もの忘れが多くなっていることに、自分ではあまり気づいていません。そもそも病識（「自分は病気である」という意識）が欠如している人が多く、自らの記憶障害にあまり不安を覚えることなく、ケロリとしています。

また、私の質問に「答えられず、黙り込む」人は、うつ病の可能性大です。一方、認知症の人には、はぐらかしたり、取りつくろおうとする傾向があります。ごまかしてでも、何とか答えようとするのです。

そのほかでは、食欲や睡眠の状態変化が、うつの大きなシグナルになります。うつ病では、**食欲障害と睡眠障害が同時に生じる**ことが多いのです。

食欲に関しては、一般に、うつ病の人は食欲が減退します。そして、「不眠」もうつ病の典型的症状で、寝つきが悪くなる以上に、夜中に目が覚めてしまう「早朝覚醒」が多くなります。

ちなみに、認知症の人は、食欲が増すケースが多く、またよく眠り、ロングスリーパーになる傾向があります。そのため、これらの点に着目して、うつ病か認知症かの区別がつくこともあります。

そして、治療をめぐる最大の違いは、認知症は、今のところ、進行を遅らせることはできても、治癒することはできませんが、**老人性うつは、適切に治療すれば、かなりの確率で治る**病気だということです。とりわけ、早期に発見し、治療を開始すれば、抗うつ薬がよく効き、90%くらいの確率で治ります。

以上のような、老人性うつと認知症の違いは、１３５ページの表にまとめておきましたので、ご参考にしてください。

	老人性うつ	認知症
症状の進行	短い期間にさまざまな症状が出る	ゆっくり進行する
自責の念	「自分のせいで周囲に迷惑をかけている」と思う傾向が強く、抑うつ的になる	自覚症状が薄いので、自分を責めるような発言はほとんどしない
本人の自覚	認知機能の衰えを自覚し、自分の症状を気にする	自分の症状に無関心なことが多い
記憶障害	進行はしない。記憶力が衰えていることを不安に感じる	進行していく。自覚症状は薄い
質問の回答	考え込んで答えなかったり、黙り込んだりして、うまく回答できない	質問に対して見当違いな返事でも堂々と答える。答えられないことは、はぐらかしたり、ごまかしたりする

なお、認知症を発症すると、初期の頃に、うつを併発する傾向があるので、要注意です。アルツハイマー型認知症の場合、初期のうちに20％の人がうつになるというレポートもあります。認知症を発症して、「人生終わり」などと落ち込むと、うつを併発しやすくなるのです。

その一方で、認知症とうつ病を併発している患者さんに、うつ病の薬を出すと、記憶力がよくなることがあります。これは、うつ病を治すことで、意欲や注意力が戻り、認知症の症状が改善したようにみえるからです。

老人性うつを初期のうちに見抜く心得

老人性うつは、認知症よりも、周囲の目からみて発症がわかりやすい病気です。

素人目にもわかるうつ病のサイン（初期症状）は、次のようなものです。

「食欲がない」「眠れないようだ」「いつも、だるそうにしている」「表情が暗い」「反応が遅い」「落ちつきがない」「声が小さくなった」「口数が極端に少なくなった」「部屋に閉じこもっている」「眠ってばかりいる」「涙もろくなった」「着替えをしなくなった」「お化粧をしなくなった」「風呂を沸かしても入浴しない」「好きなテレビ番組さえみなくなった」「よく出かけていたのに、出かけなくなった」「急に10歳くらい老けこんだように見える」「飲酒量が増えた」「自分を責めてばかりいる」――というようなことが複数起きているときは、うつ病が疑われます。

一方、自覚症状としては、まず心理的な症状として、「やる気が出てこない」「集中できない」「不安な気持ちが続く」「物事に対する興味が湧《わ》かない」「物事を決められない」などがあります。

体調面では、「疲れがとれない」「体が鉛のように重い」「ふらふらする」「眠れない（とくに、朝早く目覚めてしまう）」「体重が減る（増えることもあります）」「動作が遅くなる」「頭が重い」「頭が回らない」「もの忘れが増える」などの自覚症状が複数あるときは、初期のうつ病が疑われます。

以上のような症状は、若いうつ病患者にも現れるのですが、老人性うつの場合は、それらに加えて、一般的なうつ病とは少し違った症状が出ます。

第一には、**身体的な不調をしきりに訴える**ことです。老人性うつの場合、若い人よりは、心理的な症状がみえにくく、その一方で、身体の不調を訴えるケースが目立つのです。たとえば、頭痛、腰痛、脚の痛み、食欲不振、ひどい肩こり、吐き気、耳鳴り、しびれなどの身体症状を訴える人もいれば、動悸や息切れといった自律神経系の症状を訴える人もいます。そして、内科や外科にかかって検査を受けても、原因がよくわからないというケースが多いのです。

また、老人性うつのもう一つの特徴は、夕方になると、調子が悪くなる人が多いことです。一般的なうつ病の場合は、朝方にうつ状態がひどく、夕方になると落ちつくことが多いのですが、高齢者の場合は、その反対に、夕方から夜にかけて悪くなる人が増えるのです。

さらには、**一般的なうつ病よりも周囲が気づきにくく、発見が遅れやすい**のも、老人性うつ病の特徴です。

若い頃は、みるからに元気がなくなり、食欲が落ちて眠れなくなると、本人も周囲も、うつ病を疑います。

一方、高齢者の場合は、年をとると、誰もが多少は元気がなくなり、食欲がなくなり、よく眠れなくなります。そのため、若い人と同様の症状が出ていても、自分も周囲も「年だから仕方がない」と思いやすく、うつを見過ごしやすいのです。そして、本人も周囲も気づかないうちに、症状が進行するということになりがちなのです。

うつ病は早期であるほど治療しやすいので、前述したような症状を自覚したときや、親や配偶者にそのような様子がみられるときは、医療機関をたずねてみることです。

心療内科や精神科でなくても、最初は内科で十分です。うつ病患者の60〜70%は、最初は内科を受診し、そこから専門の病院に紹介されています。

「つらいね」——共感を示す言葉がクスリ

初期でうつ病の発症を見落とし、中期から後期まで病状がすすむと、次のような症状が現れてきます。

まず、表情がなくなり、眼差しはうつろで、顔つきが仮面のようになります。喜びや楽しいといった感情が失われ、気力も関心もなくなっていきます。悲観にとらわれ、「生きる希望がない（絶望感）」「何をしても虚しい（虚無感）」「強い罪悪感をおぼえる」「死について繰り返し考えてしまう」ような状態に陥ります。場合によって、妄想や錯乱が起きることがあります。

また、老人性うつの特徴の一つに、**不安や焦燥感がひじょうに激しくなる**ことがあります。そもそも、自分の心身の機能低下を自覚しているため、自分の症状の悪化をたえず不安に思うのです。そうした不安に伴って、激しい焦燥感を覚えるというわけです。また、セロトニンという伝達物質が減ると、不安や焦燥感が強くなることも知られています。

また、高齢者の場合、「自分の病気で、周囲に迷惑をかけている」と深刻に思いこみ、自責の念が強くなりやすい傾向もあります。この感情は、自殺の誘因になりやすいので、とりわけ注意が必要です。

では、家族など、周囲の人はどう接すればいいか。「がんばれ」や「元気を出して」のように励ますのは、NGです。かえって自責の念を強め、病状を悪化させかねません。

また、相手が「つらい」「体が痛い」というときに、「何いってんのよ」「しっかりしなさいよ」などと、否定的な言葉を使うのもNGです。ますます悲観的にさせ、症状を悪化させるおそれがあります。「大変だね」「つらいね」と共感を示す言葉を投げかけ続け、すこしでも不安と焦燥感をやわらげることが大切です。

ストレスがセロトニンを減少させる

では、ここで、人がなぜ「うつ病」になるのか、その原因とメカニズムについて、お話しましょう。

うつ病の原因の多くは、さまざまなストレスです。精神的、身体的なストレスを受けることで、脳の神経細胞が傷つき、神経伝達物質の分泌量、とりわけセロトニンの分泌量が減ることが主因とみられます。

より具体的にいうと、神経細胞間の「シナプス」の接合部での神経伝達物質の受け渡しがうまくいかなくなることが、主原因と考えられます。シナプスとシナプスとの間には隙間があり、その隙間にセロトニンが入り込むことで、神経伝達が行われるのですが、その際、セロトニンの量が少ないと、伝達が円滑にすすまず、その齟齬《そご》が、気分の落ち込み、うつ状態となって現れるのです。そのため、うつ病予防には、セロトニンを減少させないことが必要です。

うつの原因になるストレスには、大きく分けて、精神的ストレスと身体的ストレスがあり、前者は、配偶者や近親者の死のような悲しい出来事のほか、結婚や進学、就職といった表向きはおめでたいとされる出来事も、実際にはストレスになりやすく、うつ病の誘因になります。

とりわけ、老人性うつの場合は、精神的ストレスが発症要因になりやすい傾向があります。それは、**高齢者が環境の変化に対して、精神的に弱い存在**だからです。

たとえば、次のような環境変化が、老人性うつ病の誘因になります。「配偶者が亡くなった」「（自分が）病気にかかった」「病気の後遺症が出た」「経済的な困難がある」「離婚した」「引っ越しなどで環境が変化した」「子どもが独立し、家族が減った」「家族や親戚、友人に会える機会が少なくなった」「長年飼っていたペットが死んだ」――などのようなことが、老人性うつの引き金をひくことが多いのです。

とりわけ、60代で定年を迎えることは、人生の大きな転機になります。定年後、うつを発症する人が多いのは、次の二つの心理的要因が重なるからでしょう。

一つは、「対象を喪失する」ことです。人は、エネルギーをそそぐ対象を失ったとき、心理的に不安定になり、うつ状態に陥りやすくなります。とりわけ、現役時代は仕事一筋で無趣味、仕事関係以外では友人もいないといった人が、定年後、老人性うつを発症しやすいのです。

もう一つは、「自己愛を満たしてくれるものを失う」ことです。たとえば、定年退職し、仕事で評価されることがなくなると、その分、自己愛を満たされなくなります。すると、感情のコントロールが難しくなるのです。対策としては、定年前から、**会社以外で、自己愛を満たせるような場を探しておく**ことでしょう。

一方、身体的ストレスには、慢性的な疲労や、更年期障害、ホルモンバランスの乱れ、甲状腺系の病気などがあります。また、高血圧、糖尿病などの生活習慣病も、うつ病のリスク要因です。とくに、糖尿病はうつ病と関係が深いとみられています。

不眠と飲酒がうつを加速させる

私がこの本を通して、訴えたいことの一つは、「うつ病は、とにかく早期発見、早期治療が大事」ということです。

うつ病には、ある程度確立した治療法があり、早期に治療すれば、90％は「寛解」します。「寛解」とは、「病気そのものが完全に治っているわけではないが、症状が一時的または長期的に軽くなっているか、消えている状態」を指す言葉です。再発しやすいうつ病や白血病などで使う言葉です。

その一方で、うつは、放置して悪化すると、脳の神経細胞などの状態がもとに戻らなくなって、治りにくくなります。しかも、うつは症状が重くなるほど、より重くなりやすいという「悪循環」を起こす病気なので、とりわけ早期治療が大事なのです。

ここで、うつ病はどのように「悪循環」を引き起こし、重症化するか、お話ししておきましょう。

うつ病は、神経伝達物質のセロトニンが減少して起きることが多い、とお話ししましたが、「悪循環」にも、その分泌量が関係しています。

まず、うつ病を発症して、何もする気がなくなり、部屋に引きこもると、日光を浴びなくなります。すると、セロトニンの生成が阻害されるのです。そして、うつ症状がさらに悪化し、ますます引きこもることになり、ますますセロトニンが生成されにくくなるという悪循環に陥るのです。

あるいは、うつ病の人が眠れなくなると、**睡眠不足からセロトニンが枯渇して、**

うつ症状がすすみ、さらに眠れない状態になります。

また、うつ病の人が「眠れない」からといって、アルコールを飲むと、この場合もセロトニンが減少して、うつ症状が重くなり、さらにアルコールに頼るということになりがちです。

また、うつ病を発症して、食欲がわかなくなると、セロトニンの材料になるタンパク質が不足し、セロトニン分泌量が減って、うつが悪化します。

また、セロトニンの分泌量以外でも、うつの悪循環は起き、たとえば、うつ症状から注意力が低下し、仕事がうまくいかなくなると、周囲の信頼を失い、さらに落ち込むようになります。

また、引きこもって疎外感が高まると、いよいよ気分が落ち込んでいき、ますます外に出られなくなるというような負のスパイラルに陥りやすいのです。

うつは薬でここまで治る

老人性うつは、一般的なうつよりも、治療しやすい面があります。原因がはっきりしているからです。

その原因は、多くの場合、セロトニンなどの神経伝達物質の不足であり、原因がはっきりしている分、薬の投与で比較的簡単によくなるケースが多いのです。

近年、よく使われている薬は、「選択的セロトニン再取り込み阻害薬」です。簡単にいえば、セロトニンの量を増やす薬で、これを飲み、1か月ほど様子をみていると、6～7割の人は症状が好転します。改善があまり認められなければ、別の薬を飲んでもらうことになります。

以上のように、現在のうつ病治療は、薬物療法が中心になっています。

かつて、うつ病は「心の病気」と考えられていましたが、今では「脳の病気」と考えるのが主流です。薬を投与すると、**2週間くらいで簡単に治り、元気に暮**

らせるようになる人もいるくらいです。

読者のみなさんにも、今は「抗うつ剤」を怖がる必要がないことをお伝えしておきたいと思います。

たしかに、昔の抗うつ剤には、便秘をしたり、口渇が起きたり、頻脈が生じるといった副作用の出る薬がありました。しかし、最近よく使われている「選択的セロトニン再取り込み阻害薬」は、そうした副作用が少なく、よく効きます。うつ病は、薬物治療で治る確率が高まった分、「心の病気」から「体の病気」にも近づいたと思います。

もうひとつ、うつ病では「認知療法」が行われます。これは、カウンセリングによって、認知の状態や不適応思考を改める方法です。そうして、ネガティブすぎる認知の状態や考え方が変わり、将来不安などが軽くなると、症状が軽快します。

ただし、カウンセリングで、絶望している人をいきなり幸せな気分にできるわけではありません。すべてに絶望している人に、「この世の中、嫌なことが多いけれど、たまにはいいこともある」くらいに思えるところまで、認知の状態を改善するのが、カウンセラーの仕事です。

こうした「認知療法」は、若い人にはかなり有効なのですが、老人性うつの患者に対しては、なかなかうまくいきません。60〜80代にもなると、認知が若者よりもはるかに固定されています。要するに、頑固なので、考え方を変えるのが難しいのです。カウンセリングはあまり効かないこともあって、高齢者は薬物療法が中心になるのです。

また、うつになると、通常は「休養が大事」とされますが、老人性うつの場合は、そうとばかりはいえません。高齢者の場合、何もしないでいると、心身の機能が弱まり、フレイルや認知症になるリスクが高まるからです。

老人性の場合は、休むのもほどほどにして、精神状態がある程度よくなった頃合いで、外に連れ出すなど、「休ませすぎ」を避けることが必要になります。また、高齢者を治療するさいには、孤独感を味わせないことも大切です。一人暮らしの場合は、家族が頻繁に顔をみせるなど、なるべく話し相手のいる状況をつくり、「一人で落ち込む」時間を減らすといいでしょう。

というような治療を続けていると、多くの人は、診断から3か月くらいで快方に向かいます。

しかし、うつは波のある病気で、その後、4～6か月の頃は、よくなったり悪くなったりします。全体としては、じょじょに回復方向に向かうのですが、働いている人の場合、そこで**社会復帰を焦ったりすると、元の木阿弥《もくあみ》になる**こともあります。

一般的には、1年以上たつと、症状が安定するので、社会復帰してもいいでしよう。ただし、うつ病は再発しやすい病気なので、適切な薬物治療を続けることが大事です。「もう大丈夫だろう」などと、勝手に薬を飲まなくなったりすると、再発リスクが高まります。

長電話で孤独を撃退する

では、老人性のうつを「予防」するには、どうすればいいのでしょうか？　私は、次の３つのことをおすすめしたいと思います。

第一は、「食生活」を工夫することです。神経伝達物質セロトニンの不足を補うようなメニューを考えるのです。

セロトニンの原料は、必須アミノ酸の一種であるトリプトファン。それを含む肉類、魚、大豆製品、とりわけ肉類を積極的に食べると、セロトニン不足を補えます。

「肉を食べると、コレステロール値が心配」という人もいるでしょうが、コレステロールには、セロトニンをうまく機能させ、うつを改善する働きがあります。逆にいうと、コレステロール値が低い人は、セロトニンがうまく働かず、うつになるリスクが高いのです。粗食に耐える我慢型のダイエットは、脳にはよくありません。

また、年をとって食が細くなっても、なるべく多くの種類、多品目の食材を食べて、栄養のバランスを偏《かたよ》らせないことが大事です。

とかく、年をとると、炭水化物中心の食生活になりがちですが、脳の働きを活発にするには、栄養バランスのとれた食事が必要です。高齢者ほど、**タンパク質、脂質のほか、ビタミン、ミネラルなどの微量栄養素もバランスよくとる**ことが必要なのです。そうした食事を自分で用意するのが難しければ、宅配サービスを利用するといいでしょう。

また、食べる時間を決め、規則正しく食べると、睡眠障害、ひいてはうつの発症を防ぐことにつながります。

そして、うつ病と診断されたり、うつ傾向と自覚したときには、酒を飲まないことです。アルコールはセロトニンを枯渇させ、うつを悪化させます。

私は、うつ病は、どの国でもほぼ同じ割合で発生しているのに、自殺者数に差があるのは、「その国民が酒をどの程度飲むかにかかっている」という仮説を立てています。アルコールは、自殺決行のリスクを大きく高めるからです。

うつ病患者が陥りやすい悪循環があります。うつ病による抑うつ的な気分や不眠をまぎらわせるため、アルコールに頼るのですが、**アルコールにはセロトニンを枯渇させる作用がある**ため、酒量が増えるほどに、うつ症状が悪化し、自殺企図に至る確率が高まるのです。

次いで、知っておきたいうつ病の予防法は、「日光に当たる」ことです。日の光を浴びると、セロトニンのほか、睡眠と関係の深いメラトニンの分泌が促進され て、眠りの状態がよくなります。うつ病には「光療法」(高照度光療法)という強い光を浴びる療法があるくらいで、日の光がうつ病を遠ざけるのです。太陽光を浴びるには、散歩と屋外での体操を日課にするのが、いちばんです。

加えて、高齢者の場合、うつ病を予防するためにも、社会との接点を持つことが大事です。社会の一員という自覚が、孤独感を解消し、うつ病の予防にもなります。定年退職後も、何か新しい仕事をはじめたり、趣味や習い事に通うなど、社会や人との関わりを持ち続けることが大事です。

コロナ禍を含め、知人・友人と会いにくい事情があるときは、私は長電話をするといいと思います。うつ病予防に最も効果が高いのは、人と会話することです。とりわけ、一人暮らしの人、孤立気味と自覚している人は、孤独感を高めないうちに積極的に長電話を楽しみましょう。今は携帯電話同士なら、契約方法によって、電話代をひじょうに安くできるのですから。

うつになるのは、決して「心が弱い」からではありません

最後に、うつになりやすい性格について、お話ししておきます。うつを発症しやすい性格は、次のようなタイプです。

生まじめ、几帳面、責任感が強い、仕事熱心、頑張り屋、忍耐強い、人一倍周囲に気をつかう――要するに、**まじめな努力家であり、責任感が強い人**です。そういう、何事も自分の責任ととらえ、「もっと、がんばらなきゃ」とまじめに考える人が、うつになりやすいのです。

こういう人は、うつ病になりかけたとき、あるいはなったとき、自分の「病気」に関して、次のようにまじめに考えがちです。しかし、このようなまじめな考え方は、かえって治療と回復の妨げになるのです。

・うつ病になるのは、心が弱いからだ
・やる気が起きないのは、怠けているだけだ
・「うつ」は自力で予防できる

また、次のような自分の性格に関する思い込みも、早期治療の妨げになります。

・私は強い人間だから、うつになるはずがない
・自分は、みんなに明るい性格だといわれるから、うつのはずがない

うつ病は、脳の働きそのものに原因がある病気です。端的にいって、神経伝達物質の減少によって起きる病気であり、誰にでもかかるおそれがあります。生まれつきの性格や、弱い心が原因ではないことを確認しておきたいと思います。

第4章 「脳の健康寿命」を延ばす考え方・暮らし方

——60歳をすぎたらわがままに生きていい

「睡眠不足」は脳の大敵。アルツハイマーの原因にもなります

この章では、「脳にいい生き方」について、お話ししていきます。具体的にいうと、「加齢による脳の衰えを防ぎ、認知症と老人性うつの発症・進行をおさえる方法」です。

まず、お話ししたいのは、「脳にいい眠り方」です。「睡眠」は、認知症を予防するうえで、ひじょうに重要な要素です。脳は、睡眠中も活動し、「老廃物」を排出しています。睡眠中、脳脊髄《せきずい》液が脳内を循環して、たまった老廃物を脳外に流し出しているのです。

それなのに、日本人の睡眠時間は、年々短くなっています。たとえば、睡眠時間が６時間未満の人は、２００７年には30%以下だったのに、２０１５年には40%にまで増えています。今は、さらに増えているかもしれません。また、厚生

労働省の調査によると、「睡眠の質に満足できない」という人が５人に１人もいます。

そのように、睡眠時間が短く、しかもその質が悪いと、脳内に「老廃物」がたまりやすくなるのです。

実際、数々の研究で、**睡眠が不足すると、アルツハイマー型認知症の原因物質であるアミロイドβの蓄積が進む**ことがわかっています。

たとえば、アメリカでの研究によると、徹夜した20人のうち19人は、普通に睡眠をとった人よりも、アミロイドβの蓄積量が増えたといいます。また、65歳以上の約１０００人を対象にした研究で「十分に眠れない」と回答した人は、５年後に認知症を発症する人が増えるというレポートもあります。

これらのデータの結果から類推されるのは、脳にはクールダウン中（睡眠中）、アミロイドβを排出するシステムが備わっているということです。

そういえば、アメリカのレーガン元大統領も、イギリスのサッチャー元首相も、若い頃から睡眠時間は４時間ほどだったと伝わっています。睡眠時間を削っての刻苦勉励が、彼らを大政治家にしたのでしょうが、その「睡眠負債」（慢性的な睡眠不足のツケ）が、後年、認知症発症の原因になったとも考えられなくはないのです。

では、どれくらいの時間、眠ればいいのか？――これは個人差が大きい問題なのですが、壮年期から７時間、少なくとも６時間は眠るようにしたいものです。少々古いデータですが、２００４年に報告された、名古屋大学が11万人を10年間追跡した調査では、睡眠時間が６・５〜７・４時間の層が最も長生きと報告されています。

壮年期に、その数字に達しないほどに、睡眠時間を削って頑張ると、アミロイドβの蓄積を招き、後年、認知症発症のリスクを大いに高めるとみられるのです。

１日30分の有酸素運動で快眠習慣

私自身は、若い頃から、忙しくても、６～７時間は眠るようにしてきました。

今も、夜、**５～６時間は眠り、そして翌日の昼食後、１時間ほどの昼寝をとるこ**とを日課にしています。

ここで、「よりよく眠る」ための方法をおさらいしておきましょう。まずは、当然のことながら、日中、適度に「運動」しておくことです。

私は２０２０年の春、コロナ禍による自粛生活がはじまった頃から、老若男女を問わず、「睡眠障害が増えるのではないか」と危惧してきました。たとえば、リモートワークで通勤しなくなり、「脳は使うが、体は使わない」という状態が続くと、眠りに悪影響が生じるのは、ほぼ必定だからです。

コロナ禍にあって「運動不足」だと感じる方は、１日30分ほどの有酸素運動をすることをおすすめします。「有酸素運動」といっても、難しく考える必要はありません。家の周りを気ままに散歩すればいいのです。

私は、もともと運動が苦手で、50代前半まではほとんど運動をする習慣がなかったのですが、**50代後半から、1日30分ほどは歩く**ようになりました。すると、糖尿病などの数値が改善するとともに、ひじょうによく眠れるようになりました。

ほかには、睡眠の質を上げる方法としては、意外かもしれませんが、夜よりも朝の過ごし方が重要になります。

まずは、「朝の光を浴びること」です。朝日を浴びると、脳内物質のセロトニンの分泌がすすみます。それとともに、睡眠ホルモンであるメラトニンもたっぷりつくられるのです。

また、「朝食」をしっかり食べることをおすすめします。朝食を抜くと、自律神経が変調を来たし、不眠に陥りやすいからです。むろん、昼食、夕食も決まった時間に食べるに越したことはありません。

一方、寝つきが悪いからといって、アルコールに頼るのは禁物です。寝酒が習慣化すると、やがてアルコール抜きでは眠れなくなり、それがアルコール依存を招くリスクが高まるからです。

歯は高齢者にとっても命です。よく噛むことで、認知症は防げます

「脳にいい生き方」をするうえで、「睡眠」とともに重要なのは「食」です。まずは「何を食べるか」についてお話しするまえに、「噛む」ことの重要性についてふれておきましょう。「噛む」ことが認知症を予防し、進行を遅らせることが、数々の研究から明らかになっているのです。

まず、「残っている歯の数」と「認知症の発症率」には、密接な関係があることがわかっています。70歳以上の方を対象にした調査によると、「脳が健康な

人」（要するに認知症ではない人）の歯の数は、平均14・９本。一方、「認知症の疑いあり」と診断された人は、平均９・４本しか残っていなかったのです。

また、歯の数に関していえば、歯が20本以上ある人に対して、歯がほとんどない人は、認知症の発症リスクが１・８５倍も高いという報告もあります。

また、「口腔衛生」の重要性を示すデータも多数あります。たとえば、口の中のケアを心がけている人に対して、一切していない人は、認知症の発症率が１・７６倍高いという報告があります。また、かかりつけの歯科医院がある人に対して、ない人は、認知症発症率が１・４４倍高いという報告もあります。

近年では、「歯周病が、アルツハイマー型認知症の一因になる」という説が有力になっています。つまり、認知症を防ぐには、かかりつけの歯科医院をもって、口腔ケアを続け、歯を一本でも多く残し、また歯周病をおさえることが大切なのです。

また、認知症の患者には、口の中が驚くほど汚れている人がいるものです。認知症になると、身だしなみを整える感覚が鈍っていきますが、それは口の中にまでおよぶのです。

ただ、そうした患者も、歯科衛生士に歯をクリーニングしてもらうと、認知症の症状が改善するという報告があります。そのため、近頃の医療機関や介護施設には、口腔ケアを認知症対策の一つに取り入れるところが増えています。定期的な**歯のケアが認知症の改善につながる**と考えてのことです。

ではなぜ、歯の状態と認知症が関係するのでしょうか？

そもそも、歯があると、「咬筋《こうきん》」を動かして「噛む」ことができます。咬筋を動かすと、その刺激によって、脳に血液が送り込まれます。すると、新陳代謝が活発になるほか、アルツハイマー病の原因物質とみられるアミロイドβを洗い流すことができると考えられています。

さらに、ものを噛むと、歯の歯根膜に圧力がかかります。その歯根膜への刺激が脳に信号として伝わり、脳を刺激するのです。

逆にいうと、歯が悪くなり、噛む回数が減ると、脳の機能が低下していきます。噛むことを通じて、大脳の海馬や扁桃体《へんとうたい》など、認知機能を司る部位を刺激できなくなるからです。つまり、**歯が減って噛めなくなることは、それ自体が認知症予備軍になるということ**なのです。

それに加えて、噛む力が衰えると、肉や生野菜を食べにくくなります。すると、タンパク質、ビタミン、ミネラルを十分に摂取できなくなり、神経伝達物質のセロトニンの減少を招きます。結果、認知症発症リスクを高めることにつながります。

というわけで、認知症の発症を予防し、進行を遅らせるには、「歯」が大きなカギを握っています。中年、もっといえば若い頃から、歯は十分にケアしておきましょう。また、高齢になってからは、食事の際、胃腸だけでなく脳のためにも、よく噛んで食べるようにしたいものです。「芸能人は歯が命」という古いテレビCMがありましたが、高齢者にとっても歯は命です。いや、歯は命そのものといってもいいのです。

食べたいものを食べましょう。好きなものは、体だけでなく、脳の栄養にもなります

日本で、最も長く読まれてきた「健康ハウツウ書」は、貝原益軒の『養生訓』でしょう。江戸中期（１７１２年）の発刊から3世紀余りを経て、今はさすがに「通読した」という人は多くはないでしょうが、今なお、日本人の「健康観」に影響を与えているのは確かなところです。

益軒の主張を簡略にまとめると、「多食、多欲を慎み、節制することが健康長

寿の秘訣《ひけつ》」ということになります。その「道徳的」な生き方が、「がまん」を美徳とする日本人の心性にマッチして、今に残る書となったと、私は思います。

ただし、現代医学の目からみると、益軒の主張は今や相当な的はずれ、現代では『養生訓』は悪書といってもいい存在だと、私は考えます。

たとえば、『養生訓』では、「少食にせよ」「適量をわきまえろ」と、節制と粗食が繰り返し訴えられますが、それは健康ハウツウとして、明らかに時代遅れです。いうまでもなく、体と脳の健康には「栄養」を十分にとることが必要なのです。

とりわけ、高齢になってからの「節制」や「がまん」は、命とりになりかねません。「粗食」とは、低カロリー、低栄養を意味します。それでは、体も脳も、老化する一方になります。

具体的にいうと、タンパク質、コレステロール、ビタミンなどの栄養素が不足すると、代謝が悪くなり、老化が早まります。また、ブドウ糖をエネルギーに変えるには、いろいろな栄養素が必要であり、それらが不足すると、糖をエネルギーとして有効活用することができず、脂肪の形でたまっていきます。「食が細くなっているのに太る」のは、このケースです。

むろん、私とて「暴飲暴食」をすすめるわけではありませんが、過度な禁欲は禁物です。たとえば、「コレステロール値が高いから、イクラやウニを食べられない」「血圧が高いから、塩分の多いものは食べられない」というような禁欲的な食生活をおくっていると、ストレスがたまっていき、それは、脳にも免疫機能にも悪影響をもたらします。節制するよりも、**食べたいものを食べたほうが、脳も免疫機能もよく働く**ようになるのです。

「粗食」のなかでも、私が最大の問題だと思うのは、「肉を食べる」ことを我慢することです。高齢者こそ、「肉食系」になったほうがいいのです。

肉は、脳の活動に必須の食材です。肉に含まれるアミノ酸などが、脳内の神経伝達物質のセロトニンの材料になるからです。

これまで述べてきたように、セロトニンが不足すると、人はうつ状態になり、逆にセロトニンがたっぷりあると、明るい気分でいられます。肉を控えた食生活は、うつ病や認知症のリスクを高めることにつながりかねないのです。

また、甘いものも、食べたいときには食べてOKです。年をとると「甘党」になっていくのは、人体の必然的な現象です。年をとると動脈硬化が進むため、動脈の壁が厚くなり、血糖値が少し高めでないと、脳に糖分が行き渡りにくくなります。すると、**脳は、体内の血糖値をやや高めにすることを求め、人は甘党になっていく**のです。

むろん、好きなものを食べる、食べたいものを食べるという「快体験」は、免疫力をあげ、うつの予防につながります。健康ハウツウ書で「×」とされている食べ物でも、好物なら、少しくらい食べても問題はないのです。

カレーライスは、「血糖値を正常値に保つ」という観点からは、避けたほうがいいメニューの代表格とされます。日本のカレーは小麦粉を使うため、「白飯の上に小麦をかける」ことになり、糖質の摂りすぎにつながるというのです。

しかし、認知症予防の観点からは、カレーは食べたほうがいい食べ物ということになります。近年、カレーなどに入れるスパイスのひとつ、ターメリック（和名・ウコン）に含まれるクルクミンという成分に、認知症の予防効果があることがわかってきたのです。アルツハイマー病の原因となる、アミロイドβをたまりにくくする作用があるとみられます。

また疫学的には、カレーをよく食べるインドの人は、アメリカ人に比べて、アルツハイマー型認知症の発症率が4分の1程度であることがわかっています。クルクミンは、油と一緒にとることで、吸収率が高まるため、カレーを食べると効率的に吸収できるのです。

「だから、インド人のようにカレーを毎日食べろ」とはいいませんが、中高年になっても「カレーを避ける必要はない」とはいっておきましょう。カレー党の方で、糖質が気になる人は、カレースープにするなど、工夫しながら楽しむといいのです。

耳が遠くなったときは、脳のためにもすばやい対処が必要です

「ランセット」という医学雑誌があります。世界5大医学誌の一つとされる、医学界では権威のある論文誌です。後にノーベル賞をとるような研究も、この雑誌に多数発表されてきました。

そのランセット誌が2020年、「12の認知症発症リスク」を発表しました。

「認知症の発症リスクを約40%予防するか、遅らせることを期待できる」という

リスクのリストです（なお、残りの60％は「不明なリスク」とされています）。

そのなかで、ランセット誌は、「難聴などの聴覚障害」を最も高いリスク要因としてあげています。

それくらい、「聞く」ことは、脳の健康にとって重要です。耳が遠くなって、円滑なコミュニケーションが難しくなると、脳への入力情報が少なくなり、刺激が乏しくなって、脳の老化を早めてしまいます。

また、耳が遠くなって、コミュニケーションが難しくなると、トラブルが増えるおそれもあります。それが、人間関係を疎遠にし、結果的に脳の活力を衰えさせることにつながるのです。

むろん、そうした脳の衰えは、認知症の発症原因にもなると考えられるので、耳が遠くなったときには、すばやい対処が必要です。老眼鏡をかけることが当たり前のように、**補聴器をつけるのも、当然のことと考えたほうがいい**でしょう。

高齢者の周囲にいる人も、両親らの様子をみていて、「テレビの音が大きくなった」「電話で話す声がやたら大きくなった」「聞き返す回数が増えた」「生返事ばかりしている」といった様子がみられるようになったときは、耳鼻咽喉科の受診をすすめたほうがいいでしょう。

「人付き合い」こそ、最高の脳トレです

また、ランセット誌は、同じリストのなかで、「社会的な交流の不足」を3番目に高いリスクとしてあげています。要するに、「人付き合いをしないと、認知症になるリスクが高まる」ということです。

私も、人とのコミュニケーションは、最高の「脳トレ」だと思っています。

人と会話するには、相手の言葉を理解し、適切な言葉を返す必要があります。

そのためには、記憶の棚から、適切な情報を探し出したうえで、その情報を意味

の通る言葉で表現することが求められます。そうした一連の作業のためには、脳のさまざまな部位を使う必要があり、それが脳のアンチエイジングにつながるのです。

国立長寿医療研究センターの研究グループが、65歳以上の約1万4000人を対象に10年間にわたって調査したところ、「配偶者あり」「同居家族の支援あり」「友人との交流あり」「地域のグループ活動に参加している」「就労している」という5項目を満たす人は、そうした社会的接点が0〜1個の人よりも、認知症リスクが46％も低いことがわかったといいます。

つまり、そうした社会的接点を多数持って、ランセット誌のいう「社会的な交流」を十分に行っている人は、認知症を発症しにくいというわけです。

だから、高齢になっても、感染予防を心がけながらも、**どんどん外に出て、人と会い、話す**ことです。たとえ、コロナ禍であっても、高齢者にとって、コミュニケーションの機会を求めることは、けっして不要不急の外出ではないのです。それは、脳と命を守るための必須作業なのです。

私の臨床経験からいっても、高齢者が最もボケやすいのは、「無口」になったときです。無口になると、脳の出力機能がてきめん衰えてしまうのです。

だから、「人の話についていけなくなった」「変なことを口にして、恥をかきそう」などと考えずに、どんどん口を開き、言葉を繰り出しましょう。脳の衰えを防ぐうえでは、「沈黙は金」ではなく、「雄弁こそ金」です。「もの静かな枯れた老人」になるのは、NGです。

なお、人との会話中、私がおすすめしたいのは、1回か2回かは、相手を「ほめる」ことです。人を「ほめる」には、とにかく脳を使う必要があるからです。相手の長所を見つけるには、まずよく観察しなければなりません。そうやって注意力を働かせたうえで、「ほめどころ」を発見し、それを**ほめるのに適切な言葉**

を選ぶという一連の作業が、脳にとって格好のトレーニングになるからです。

また、こちらのほめ言葉で、相手が笑顔になれば、こちらもいい気分になれます。すると、相手の脳内だけでなく、ほめた側の脳内でも、ドーパミンの分泌量が増え、脳が活性化されていくのです。

秋から冬こそ、積極的に屋外に出る

北欧では、冬場、うつ状態になる人が増えます。北極圏に近い地域では、冬場、日照時間が極端に短くなり、真っ暗な日々が続きます。すると、「冬季うつ病」を発症する人が増えるのです。一方、季節がめぐって、春、日照時間が長くなると、元気になる人が増えていきます。

日本でも、秋から冬にかけて、「気分が落ちこんで、何もする気が起きない」という人が、北欧ほどではないものの、多少は増えます。春・夏よりは、室内にこもることが多くなり、日の光をあまり浴びないことが、その原因です。

これら、冬季うつ病の原因は、「体内時計」が変調を来たすことです。いわゆる体内時計は、視床下部の視《し》交叉《こうさ》上《じょう》核《かく》という部位にあって、日の光はその部位に刺激を与えます。その刺激が欠けると、体内時計が変調を来たし、神経伝達物質の分泌が不安定になるのです。

また、人体では、太陽光に当たると、ビタミンDが合成されます。ビタミンDは「カルシウムの運び屋」と呼ばれる物質であり、カルシウムには精神を安定させる働きがあります。つまり、日の光を浴びないと、精神を安定させるカルシウムが必要な部位に十分に供給されなくなり、気分が不安定になりがちなのです。

というようなことを避けるため、**日射量の少なくなる秋・冬ほど、意識的に屋外で活動する**ようにしましょう。

まずは朝、目覚めたらカーテンを開けて、日の光を室内に取り入れる。そして、太陽が照る間（できれば午前中）に散歩に出かけ、日の光を全身に浴びる。そうした適度な「日光浴」によって、脳は健康な状態を保てるのです。

筋肉量が脳の若さを決める

前に、「よく眠るためには、適度な運動が必要」と述べましたが、有酸素運動（要するに、散歩）には、それ以外にも、脳に対して直接的な好影響をおよぼします。動ける間は、とにかく「動く」ことです。体を動かせば、脳ミソも動くのです。

世界保健機関（ＷＨＯ）は、２０１９年に、「認知機能低下および認知症のリスク低減のためのガイドライン」を発表しました。それは、世界各国で研究されてきた認知症予防に関する「エビデンス」をまとめたものといえますが、そのなかで、ＷＨＯは「強く推奨できる」こととして、真っ先に「身体活動（運動）」

をあげています。要するに、運動すれば、認知症になりにくいということです。

その運動のなかで、私が高齢者におすすめするのは、繰り返しになりますが、やはり「歩く」ことです。歩けば、足腰を鍛えられるだけでなく、脳も鍛えることができるからです。

筋肉には、「筋紡錘《きんぼうすい》」と呼ばれる知覚神経の末端があります。筋肉は、体重の半分を占める大器官です。歩くと、脚の筋肉をはじめ、いろいろな筋肉を使うので、その筋紡錘が刺激され、その刺激が脳に伝わって脳を活性化させるのです。

「筋肉を使う」といっても、スポーツをする必要はありません。私がおすすめするのは、「散歩」とともに、自分の「好きなことのために歩き回る」ことです。

たとえば「買い物に出かける」「友だちと食事をするために出かける」「お稽古ごとに出かける」「コンサート、寄席、野球観戦などに出かける」など、自分の楽しみのため「出かける」ことなら何でもＯＫです。

そうして、足を運び、体を動かせば、しぜんに脳に送られる血液量が増えます。血液が増えるということは、イコール、酸素がたくさん供給されるということです。酸素を多く取り込んだ脳は、より活発に働きます。

健康な人でも、**70代の人の筋肉量は、20代のときの半分程度**にまで減っています。それが、転倒、寝たきり生活を招くのです。トレーニングをすれば、80代でも筋肉量は増やすことができます。

余談ですが、私は、よく歩くようになってから、健康的になったほか、書いた本がよく売れるようになりました。話題となった『80歳の壁』をはじめ、一時は新書ベストセラーランキング上位10位に、私の本が7冊もランクインするという、空前かつ望外の事態にもなりました。

これも、よく歩くようになったことの恩恵かもしれません（笑）。歩くことで、脳が活性化したほか、外を歩いてさまざまな刺激を受けることが、脳の活性化につながったように思えるのです。

なお、私が歩くようになったきっかけは、50代後半から次々と病気が見つかったことです。58歳頃には、一般的には１１０未満が正常値とされる空腹時血糖値が、いきなり６６０にまで上がりました。それで、歩くようになると、今は２００くらいまでは下がっています。

というわけで、私は、今後も「歩く」という安上がりな方法で、自らの高齢化に立ち向かっていくことになりそうです。

運転しなくなると脳と足腰が弱る

私は、これまで「高齢になったからといって、安易に免許を返上する必要はない」と、言い続けてきました。

２０２１年の数字を見ると、第一当事者（過失が最も重い人）の割合が最も高いのは、免許取り立ての16〜19歳（10万人当たりで１０４３・６件）。20〜24歳（同６０５・７件）が続き、その次に、ようやく「85歳以上」（５２４・４件）の超高齢者が顔を出します。

続いて、25〜29歳と80〜84歳はほぼ同数。75〜79歳は20代後半よりも少なくなります。70〜74歳はそれよりもさらに少なく、高齢者の入り口の65〜69歳は、30〜34歳よりも少ないのです。

というわけで、**高齢者よりも、16〜29歳あたりの若者に免許返上を求めたほうが、よほど交通事故の数は減る**のです。

それなのに、「高齢者の運転は危険」というイメージが広がったのは、高齢者運転による事故ばかりが大きく報道されてきたからでしょう。それは、フェイクニュースとまではいわないまでも、「現実」を伝える姿勢を欠いた報道だったと、私は思います。

その結果、高齢者の免許返上を求める空気が強まり、高齢者の移動の権利は侵害されてきました。高齢者の場合、免許を返上し、移動手段を失うと、行動範囲が大幅に狭まります。そして、交遊関係が狭くなり、「人生の質」が落ちるとともに、脳の働きも衰えていくのです。

すると、心身に、どのようなことが起きるか？　国立長寿医療研究センターは、「65歳以上で運転をやめた人が要介護状態になる危険性は、運転を続けている人の約８倍」という研究結果を報告しています。

また、筑波大学の研究グループの調査報告によると、運転をやめた人の要介護リスクは２・１６倍も高くなったといいます。

実際、運転をやめて外出しにくくなると、脳（認知機能）だけでなく、足腰も弱まっていきます。そして、ころんで大腿骨を骨折するなどのケガで、歩けなくなる人が増えます。車を運転しなくなると、比喩《ひゆ》的な意味だけでなく、本当に

「足を失う」リスクが高まるのです。

２０２１年の数字で、運転免許を自主返納した75歳以上の人は、約27・9万人でした。つまり、28万人弱もの人が、**認知症になるリスクや要介護リスクを高めている**のです。

国が75歳以上のドライバーに対して、免許更新時の「認知機能検査」を義務付けたのは、２００９年6月のことでした。以後、私は、ことあるごとに「安易に免許を返上するべきではない」と申し上げてきましたが、力及ばず、国の政策は年々、高齢者の「免許更新を難しくする」方向に強化されています。

私は、その誤った政策によって、高齢者の健康リスクが今後さらに高まっていくのかと、暗澹《あんたん》たる気持ちで事態を見守っています。

自分用限定免許を発行しよう

ただ私も、90歳になっても、１００歳の大台に乗っても、運転しろというわけではありません。しかしながら、できる限りという気持ちは大切です。クリント・イーストウッドの名作『運び屋』のモデルになったドライバーは91歳でしたが、運転が若い人より安全で確実と思われたので選ばれたという設定でした。それでも誰しも、いつかは、免許を返上する日がやってきます。

ただ、「免許返上」に関して、わが国には「運転を続けるか」「完全にやめるか」という二つの選択肢しかありませんが、私はより多様な選択肢があるべきと考えます。実際、欧米には、高齢者に対し、**走行範囲や距離など、運転できる場面を限定する免許**を発行している国もあります。

残念ながら、わが国にはそうした免許制度がないので、私は「運転が不安になってきた」という人は、自分の判断で「自分用の限定免許に切り換える」といいと思います。いきなり、運転をすべてやめるのではなく、運転する場面を自分で限定するのです。

たとえば、視力に自信がなくなってきた人は、「夜は運転しない。運転するのは、日の高い間だけ」に限るといいでしょう。また、運転技術全般に衰えを感じる人は、「雨の日は運転しない。運転するのは、天気のいい日だけ」と、いうように運転する場面を自分で決めるのです。

あるいは、「運転するのは、近所に買い物に行くときだけ」「病院に行くときだけ運転する」のように、運転する「範囲」や「ルート」を限定してもいいでしょう。運転しやすい日に、慣れた道だけを運転すれば、事故を起こす確率は格段に低くなります。

また、交通問題の専門家によると、事故を防げるかどうかは、究極のところ、「ブレーキを踏む力」にかかっているそうです。「危ない！」と感じた瞬間、ブレーキを踏みこむ反射神経が事故を防ぎ、万が一、衝突しても事故の程度を小さくするのです。

そこで、運転に不安を感じる人は「安全運転サポート車」、いわゆる「サポカー」に買い換えるといいでしょう。

サポカーは、「衝突被害軽減ブレーキ（要するに、自動ブレーキ）」や、「ペダル踏み違い時加速抑制装置」（間違えてアクセルを踏み込んだとき、エンジン出力を抑制する装置）などを備えています。過信は禁物ですが、安全性が高まることは確かです。現在、国内８社のメーカーから１２０種以上のサポカーが出ていると聞きます。

さらに、運転をめぐって、私がおすすめしたいのは、意外かもしれませんが、「車をよく洗う」ことです。

アンケートをとると、高齢になると、「以前ほど、車の汚れが気にならなくなり、あまり洗車をしなくなった」という人が増えます。たしかに、若いときほど、カッコをつける必要がなくなり、また面倒にもなるのでしょう。私も、還暦を越えて、その気持ちはよくわかります。

しかし、洗車を含めて、「面倒くさい」「億劫だ」という気持ちに負けて、体を動かさなくなると、認知能力の低下を招きます。その点、洗車はいい運動になりますし、太陽光の下で車を洗えば、日光を浴びることにもなります。それが心身にいいことは、これまで述べてきたとおりです。

もちろん、交通安全の点からも、**車、とりわけフロントガラスはよく磨いておく**に越したことはありません。高齢になると、視力が落ち、視野が狭くなるので、フロントガラスをよく見える状態にしておくことは、事故を防ぐ必須条件なのです。

「洗車」には、いろいろな効果があるというわけです。

脳の健康寿命を延ばす「20の動詞」

この本の最後に、「脳の健康寿命」を延ばす方法を「20の動詞」にまとめておきましょう。

前にも述べたように、病理学的にいうと、脳の老化は、40代にはすでにはじまっています。しかし、**脳は人間の臓器のうちでも、かなり頑強な臓器**です。日々ちゃんと使って、脳が元気になるようなことを毎日、少しずつでも行えば、そう簡単には衰えないのです。認知症の完璧な予防法はありませんが、脳の老化の予防法はあるのです。そして、それは、おそらく将来、認知症の発症リスクを低くする方法とほぼ同じであることが証明されると思います。

というわけで、脳を元気に保つ心得を「20の動詞」にまとめました。むろん、すべてのことにトライする必要はありません。「できそうなこと」「したいこと」

を一つでも二つでも多く実践すれば、確実にあなたの脳の健康寿命は延びていきます。それが、認知症の発症や進行を遅らせることにもつながるのです。

「遊ぶ」――キリのいい年齢で、「遊び」をやめるのはNGです

アイルランドの劇作家のバーナード・ショーは、「年をとったから、遊ばなくなるのではない。遊ばなくなるから、年をとるのだ」という言葉を残しています。

私は、この言葉は真理を突いていると思います。実際、82～83歳でボケはじめる人が多いのは、「80歳になったから、ゴルフをやめよう」「80歳になったから、お稽古事をやめよう」と、「80歳の壁」を前にして、心理的に「萎縮」する人が多いからだと私は見ています。「○○歳になったから、もうこの趣味はやめる」「この遊びも、そろそろやめどき」などと考えるのではなく、続けられる間は、体と脳の残存機能をフルに使って、楽しみ続ければいいのです。

「歌う」――「歌う」ことは、「酸素」をとり込むことです

カラオケボックスで歌って外に出るとき、入る前よりも「元気になった」ような気がするのは、けっして錯覚ではありません。「歌う」と、大きく息を吸い込む分、脳や全身にたっぷり酸素を送り込め、活性化することができるのです。「元気になった」ような気がするのは、本当に元気になったからなのです。

その意味で、**カラオケは、最も手軽に元気になれる方法**です。おはこを何曲か歌えば、脳と体を元気にできるうえ、ストレスを発散できるというわけです。

「描く」――絵を描くと、セロトニンの量が増え、うつを防げます

画家には、長寿の人が多く、１００歳を超えて作品を発表し続けた人が少なくありません。絵を「描く」ことが、脳にとって、さまざまな好影響を与えるからでしょう。

まず、写生するために野外に出ると、いい風景を探して、周囲を歩き回ることになります。すると、運動になるうえ、日光を浴びて神経伝達物質のセロトニンを増やすことができます。そして、描く対象を観察し、手先で絵筆を使うことも、脳を活性化させます。

ニュースキャスターの安藤優子さんは、認知症を患ったお母さんの介護経験を語られていますが、それによると、お母さんは、末期になってからも、臨床美術士の指導で、絵を描き続け、穏やかな最晩年を送られたそうです。

また、うつ病の治療法にも「絵画療法」という方法があるくらいで、集中して絵筆を動かすことには、うつな気分やストレスを吐き出す効果もあります。

「おしゃれをする」――おしゃれは、自分でできる「行動療法」です

「もう、おしゃれをするような年ではないから」という「自己規制」は、脳の衰

えを招きます。私は、高齢者こそ、「おしゃれ」を心がけたほうがいいと思います。おしゃれをすれば、それなりの場所に行きたくなるもの。「大人の贅沢」が**行動範囲を広げ、感情を若返らせ、脳を活性化する**のです。

これは、心理療法の一つの「行動療法」の応用といえます。同療法は「行動を変えると、心の状態も変わる」という考え方にもとづく治療法です。ときには高い洋服を買い、盛装するという行動が、心を若返らせるのです。

「飼う」――ペットを飼うことは、心にも体にもポジティブに働きます

私の臨床経験からいっても、ケアマネージャーからの報告を聞いていても、ペットを飼っている高齢者には、元気で精神的に安定している人が多いようです。動物に話しかけたり、その体温を肌で感じたりすることが、孤独感や疎外感を薄めるのでしょう。

とりわけ、配偶者などの近親者を亡くして「対象喪失」状態に陥ったときは、ペットがその喪失感をかなり埋めてくれるようです。

また、イヌを飼っている人は、散歩に連れていく必要があるため、「散歩」＝簡単な有酸素運動が日課になるという効用もあります。ただし、イヌは気ままに動いたり、止まったりするため、犬の散歩にはなっても、人の散歩・ウォーキングにはあまりつながっていないという人もいます。私は、それでも、外に出ないよりは出たほうがいいと思います。

「見物する」——生《なま》のエンタメやスポーツは、脳を元気にします

映画、演劇、お笑い、スポーツなどを「見物」すると、ボケは遠のいていきます。エンターテインメントに触れるという非日常的な体験が、脳に刺激を与えるのです。

映画を観るときは、脳のためには、**テレビで旧作をみるよりも、映画館で新作をみるのがおすすめ**です。前頭葉は「新奇」なものに反応します。新作を非日常的な空間で観ることが脳を活性化させるのです。

また、エンターテインメントを楽しむために出かければ、そのこと自体が運動になるという効果もあります。

「深呼吸する」——10秒で脳を元気にできる方法です

イライラしたり、ストレスをかかえたときには、大きく背伸びをしながら、深呼吸をしましょう。1回の伸びに5〜6秒くらいかけ、2、3度行うと、それだけのことで、頭がスッキリしてきます。深呼吸をすれば、脳内に多くの酸素を送り込め、それが脳の活性化に役立つのです。

「推理する」――脳は使えば使うほど、元気になります

頭をさびつかせないため、毎日「なぜ？」と考える習慣をもちましょう。たとえば、新聞を読んで「なぜ、こんな事件が起こるのだろう？」と考えるなど、疑問を設定して考えることが、ボケを防ぐことにつながります。

「贅沢する」――お金をつかうことは、脳をつかうことです

「お金をつかう」には、頭を働かせることが必要です。予算内で最大の満足を得るためには、脳のさまざまな部位を働かせて、あれこれ考える必要があるからです。「お金をつかう」ことは、企画力や計画力が問われる出力系の行為といっていいでしょう。

また、お金を使うと、店員にお世辞をいわれたりして、「自己愛」を満たすことができます。そうした快体験は、体の免疫機能を高め、うつを予防します。

お金を墓場まで持っていくことはできません。ときには「大人の贅沢」をして、脳を若返らせましょう。

「育てる」――「農業は脳業」というくらい、植物栽培は頭を使う作業です

庭や家庭菜園などで、野菜や草花を育てると、日の光を浴びることになります。そうすれば、前述したように、脳内のセロトニンの分泌量が増えます。

また、「農業は脳業」といわれるくらい、植物を育てることは、頭を使う作業です。自然相手の仕事だけに、想定外のことが起き、それが前頭葉を働かせることにつながります。

さらには、草花には、人をリラックスさせる力があります。医療・介護施設でも、近年、草花の癒《いや》し効果が注目され、「フラワーセラピー」という療法があるくらいです。

というように、植物を「育てる」ことには、「一石三鳥」の効果があるというわけです。

「旅する」――未知のこと、想定外の出来事が脳を元気にします

旅に出ると、脳は間違いなく、よく働きます。未知の環境では、しぜんに好奇心が高まり、観察力も注意力も働くからです。

とりわけ、脳の活性化のためには、パックツアーではない旅行がおすすめです。自分で**計画を立てて、自分の判断で動けば、その旅は、想定外の連続になる**はず。それが、添乗員付きの旅行よりも、前頭葉を活性化させるのです。

若い頃、「放浪の旅」に憧れた人は、今からでも遅くありません。元気な間に、大人の「放浪の旅」に出かけてはいかがでしょうか。「疲れそう」と最初からあきらめるのではなく、まずは出かけて、疲れたときにはさっさと帰ってくればい

いのです。

「注文する」——いろいろ考えて選ぶことが、ボケを防ぎます

仲間と食事や飲みに出かけたときなど、飲食店でメニューを選ぶときは、人まかせにせず、自分で選びましょう。メニュー選びまで、人まかせにしていると、脳はどんどん衰えていきます。一品でもいいので、自分の食べたいものを選ぶと、それが脳を働かせることにつながります。

「飲みすぎない」——とりわけうつ傾向の人は、アルコール厳禁です

お酒は、脳や心にとって「薬」にもなりますが、「毒」にもなるので、飲み過ぎないように。過度のアルコールは、セロトニンの分泌量を減らしてしまいます。

とくに、うつな気分のときに「飲む」のは禁物です。うつ症状を悪化させてしま

います。またコロナ禍で、一人で部屋飲みすると、歯止めがきかなくなりやすいので、くれぐれも注意のほど。

「一人暮らしする」——一人暮らしのほうが、認知症は悪化しません

地方には、明らかに認知症の症状が出ているのに、**一人で元気に暮らしているお年寄り**が大勢います。一人暮らしで家族に頼ることなく、自分の頭と体を使って生きることが、認知症の進行を遅らせるのです。一人暮らしは悪いことばかりではありません。メリットも大きいのです。

「太る」——本当は、すこしメタボなほうが、元気に長生きできるのです

コレステロールは、脳と体の細胞膜の材料であり、不足すると、細胞の再生がうまくいかなくなってしまいます。多少太っているという程度なら、ダイエット

など、しないことです。そもそも、「痩せているほうが健康」というのは、常識のウソ。低栄養では長生きできません。適度に太っていたほうが、健康寿命は延びます。様々な研究・調査からも明らかです。

「楽観する」――認知症と診断されても、人生まだまだ楽しめます

何事も楽天的に考える思考習慣をもてば、うつな気分と無縁に生きられます。「あたま」を「明るく、楽しく、前向きに」の略と考え、頭の健康を最後まで守り抜きましょう。

たとえ、認知症と診断されることがあっても、「人生の終わり」などと悲観したり、絶望したりしないように。これまで述べてきたように、老年性の認知症は、ゆっくり進行します。初期には、できることも、まだまだたくさん残っているのです。おおむね、「何とかなるさ」と**明るく楽天的に考える人ほど、認知症の進**

行は遅いものです。少なくとも、うつ病を併発するリスクは低くなります。

「料理する」――料理は格好の脳トレ。できる範囲で、続けていきましょう

料理をするためには、メニューと調理手順を考え、味付けや火加減を調節するなど、脳をさまざまに働かせる必要があります。手先も使うので、格好の脳のトレーニングになります。できる間は、続けることをおすすめします。

「恋愛する」――好きな人がいれば、しぜん脳も体も若返ります

恋愛感情をもてば、若々しい気分がよみがえってきます。人を好きになると、ボケている暇はないのです。「大人げない」や「みっともない」というのは、老化のはじまった脳のいいわけ。家庭を壊すほどに暴走しなければいいのです。

「論争する」――議論は、いくつになっても「脳の出力訓練」です

たまに、人と「論争」することは、**格好の脳のアウトプット・トレーニング**になります。

誰彼なしに議論をふっかけるわけにはいきませんが、気の置けない旧友と会ったときには、年甲斐もなく、議論してみるのもいいでしょう。ただ、昔話をするだけよりも、よほど前頭葉への刺激になるはずです。

「笑う」――前頭葉の血流と免疫力がアップ

そして、「脳の老化を防ぐ20の動詞」の最後を飾るのは、「笑う」ことです。

「笑いと認知症」の関係については、さまざまな研究があり、「よく笑う高齢者ほど、認知症になりにくい」という結論が出ています。たとえば、ほとんど笑わない人は、ほぼ毎日笑う人に比べて、認知機能が低下するリスクが2・15倍も高

いという報告があります。

笑えば、免疫機能がアップし、前頭葉の血流が増え、うつな気分が消えていきます。70代、80代、**笑う門《かど》にボケはやってこない**のです。

幻冬舎新書 677

ぼけの壁

二〇二三年一月五日 第一刷発行

著者 和田秀樹
発行人 見城 徹
編集人 小木田順子
編集者 木田明理 福島広司
発行所 株式会社 幻冬舎
〒一五一－〇〇五一 東京都渋谷区千駄ヶ谷四－九－七
電話 〇三－五四一一－六二一一(編集)
〇三－五四一一－六二二二(営業)
公式HP https://www.gentosha.co.jp/
ブックデザイン 鈴木成一デザイン室
印刷・製本所 株式会社 光邦

Printed in Japan ISBN978-4-344-98679-4 C0295
わ-1-6

＊この本に関するご意見・ご感想は、左記アンケートフォームからお寄せください。
https://www.gentosha.co.jp/e/